薄毛の治し方

自信を取り戻す自毛植毛

紀尾井町クリニック院長　中島陽太　NAKAJIMA YOTA

現代書林

はじめに

年齢を重ねるにつれて、抜け毛に不安を感じる人が増えてきます。

特に最近は、男性ホルモンが原因で起こる男性型脱毛症（AGA＝androgenetic alopecia）という概念も一般的に知られるようになり、若い方でも「自分はAGAなのではないか……」と心配してクリニックに駆け込んでこられる方が増えています。

もちろんAGAでなくとも毎日髪の毛は抜けますし、それは自然な生理現象ですから、あまり気にする必要はありません。その一方で、一定の割合の人がAGAを発症していたり、あるいはその予備軍になっていることも紛れのない事実です。

AGAは、発症が早いケースでは20代の半ばから進行して、徐々に髪の毛が細くなっていき、極端に進行した場合は、後頭部や側頭部を除く領域で、ほとんどの髪の毛が薄毛化してしまうこともあります。毎週日曜の夕方に放映されている国民的アニメの一家の、父親の髪型を思い起こしてもらうと、進行したAGAの状態がイメージしやすいかと思います。

AGAの進行は主に2パターンに分けられます。額（ひたい=生え際）からM字型またはU字型に前頭部の領域を浸食していくパターンと、頭のてっぺん（つむじのあたり）からO字型に広がるように薄毛化していくパターンがあります。

特に生え際が後退して額が広がるパターンでは、進行によって顔の印象が劇的に変わってしまうことがあり、このパターンでは、実年齢より老けて見られてしまうことがあります。

これは当事者にとっては非常に悩ましい状態です。だからといってAGAの悩みを気軽に相談できる相手はなかなかいません。反応が怖くて相談することを躊躇してしまう人もいるでしょう。

近年はネットやSNSで情報収集したり、相談したりする人が増えています。ネットであれば個人情報を明かすことなく情報収集や相談ができる、というメリットがある一方で、その情報がどこまで信頼できるものなのか判断に苦慮することもあります。

こうした状況のもとで、ネット上には治療に関する広告が溢れています。薬物療法、自毛植毛、頭皮への薬剤注入療法などさまざまな治療法が提案されています。

しかし、医学的な知識を持った人を除いて、これらの情報の信憑性を見極めることは容易ではありません。中には根拠に乏しいものや、長期的な観点から安全性がまだ確立していないものもあります。誤った情報を過信してしまうと、取り返しがつかないことになりかねません。

AGA及びその治療について正しい知識を広め、一人でも多くの方が自分に適した治療法を選択できるようになることが重要と考えます。それが、今回私が本書を書き下ろした理由です。

各種統計によると、日本人の30%程度がAGAになると言われています。この割合は昔から変わっていません。AGAは生活習慣の影響も若干受けますが、決定的な誘因ではないので、今後もAGAの割合はそれほど変化しないでしょう。

近年、医療の進歩には目覚ましいものがあります。AGAの治療もアップデートされており、現在ではさまざまな治療が普及しています。その中でも自毛植毛という治療法は、これまで世界中でたくさんの方が受けられて、長期的な効果および安全性が確立された治療法です。これは自分の頭部から毛根を採取して、それをAGAが進行している部分の頭皮へ移植する技術です。そのため「自毛」植毛と呼びます。

これは少し大げさに言うと、移植術の一種と言えます。移植術において大きな問題になるのが「拒絶反応」というもので、他人の細胞組織や臓器を移植するとそれを「異物」と認識し、免疫反応で排除しようとする反応のことです。しかし自毛植毛は、自分の細胞組織を移植するので拒絶反応が起こらず、安全に行うことができるのです。

詳しくは本書の中で解説しますが、頭部にはAGAの影響を受けにくい領域があります。自毛植毛で移植する毛根は、その領域から採取します。その結果、移植された毛根は、もともと持っていた性質を受け継ぐため、移植された毛根から生えた髪の毛は、AGAにはなりにくいと言えます。老化現象によって、髪の毛が細くなることが避けられない場合もありますが、原則的には移植した髪の毛は生涯生え続けることが期待できます。

自毛植毛の技術は、普及が始まってすでに半世紀以上の年月が流れ、数多くの手術例がその効果と安全性を証明しています。現時点で自毛植毛は、最も合理的なＡＧＡの治療法の一つと言えるでしょう。

薬物療法も広く普及していますが、本書の中でも言及するように、薬の効果が期待できる領域が限られていること、進行例には効果があまりないことがあること、効果が出た場合でも服用を続けなくてはならないことなど、デメリットもあります。薬でカバーできない部分を補うのに最も優れた方法は自毛植毛であるというのが私の考えです。

私は医師として、自毛植毛を中心に薬物療法を組み合わせてＡＧＡ治療を行っております。その中で、これまで非常に多くの症例に接してきたわけですが、興味深いことにＡＧＡを克服した患者さんは、内面も明るくなる傾向があります。ＡＧＡの悩みから解放されて、仕事の意欲が増したと話す人も少なくありません。

本書は、植毛医療の実情を紹介したものです。患者さんの視点に立って、ＡＧＡに関する情報のうち、どこまでが真実で、どこからがそうでないのかを明らかにし、あくまでも客観的な視点から、一般読者向けに自毛植毛について解説したものです。

第1章では、ＡＧＡとは何かを説明しています。ＡＧＡ発症のメカニズムや、その原因に言及しています。データを根拠として、発症率についても紹介しました。

第2章は、代表的な2タイプの植毛手術を解説しました。ＦＵＴ法とＦＵＥ法です。これらは両方とも世界中で普及している自毛植毛法ですが、ＦＵＴ法は、最近は実施しないクリニックが増えています。優れた植毛方法ですが、手術を行うためには経験豊富なチームを結成する必要があり、手軽にできないという特徴があります。

第3章では、植毛手術のプロセスを順番に解説しています。カウンセリングに始まり、手術の流れ、手術後の注意事項に至るまでを紹介しています。この章を読めば、自毛植毛手術を受ける患者さんが、どのような治療体験をするのかが分かります。

第4章では、ＡＧＡの薬物療法に言及しています。効果はどの程度期待できるのか？　副作用は？　患者さんが抱くこれらの疑問に答えます。

そして第5章では、薬物療法から自毛植毛まで、さまざまな種類のＡＧＡ医療の位置付けを検証します。その上で、どのような症例にどのような療法が最も効果的で合理的なのかを考えます。

最後の第6章では、「自毛植毛」によって自らの髪を取り戻した方たちの症例を紹介しました。

自毛植毛手術を経て、自信を取り戻してきた――、日常に光が差してきた――。そのような患者さんの声が絶えません。本書がＡＧＡに悩む方々の指標になることを願ってやみません。

中島陽太

目次

第1章　「AGA」についての基礎知識

第2章

二つの植毛方法……ＦＵＴ法とＦＵＥ法

第3章

カウンセリングからアフターケアまで

第 4 章

薬物療法については、どのように考えればいい？

第5章

治療と対策の選択肢

第6章

〈症例〉「自毛植毛」で、もっと人生をエンジョイする！

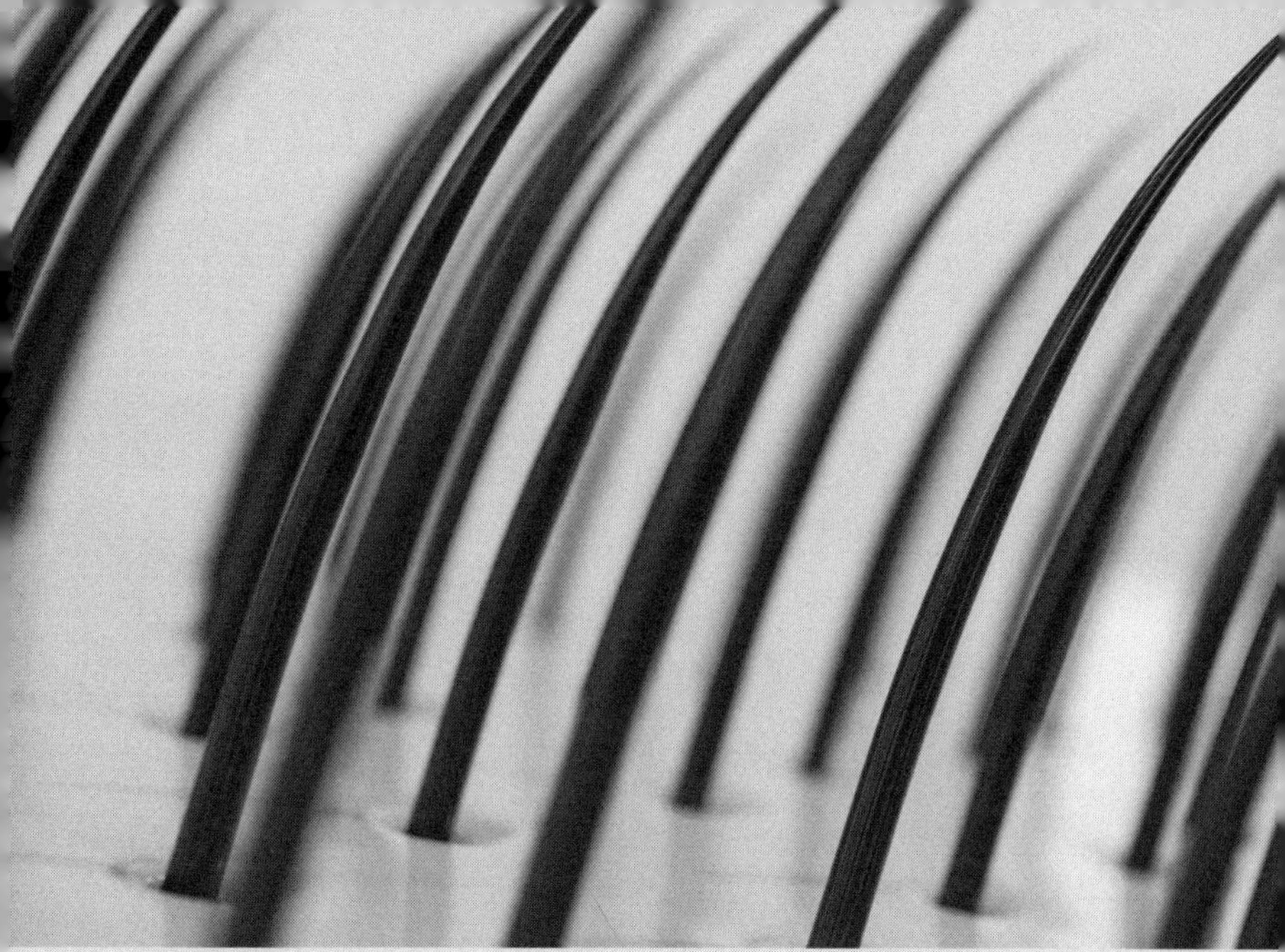

第 1 章

「AGA」についての基礎知識

ＡＧＡの進行パターンには二つのタイプがある

美容への関心が高まるにつれて、年々、ＡＧＡの治療を模索する人々が増えています。私のもとにも、若い方からご高齢の方々まで、さまざまな背景を持つ患者さんが相談にお見えになります。

もちろん相談者の中には、自分の容姿について過剰に考え過ぎているだけで、実際には治療の必要がない方も含まれていますが、この点を差し置いても、ＡＧＡで悩んでいる人が増えていることは間違いありません。頭髪が初対面の際の第一印象に大きく影響を及ぼすと考える方が増えているようです。

ちなみに「ＡＧＡ」というのは、青年期以降の男性に発症する脱毛症のことです。端的に言うと、頭部がはげる身体的変化を意味しています。

ＡＧＡという単語は近年世間に広まっており、一般用語化した感があります。しかし、ＡＧＡというのがどのような病態であるのか、それに対してどのような治療法があるのかについては理解が広まっていないのが現状かと思います。

AGAの病態を理解すれば、それに対してどのような治療をしていけばいいのかが分かってきます。ここではまず、AGAの病態を理解する上で重要な「毛周期」というものについて解説していきます。

●毛周期とは何か

成人男性の髪の毛の本数は、人種差がありますが、おおよそ10万本～15万本ほどです。

髪の毛は頭皮の奥の皮下組織にある「毛根」という部分から発生し、成長に伴い皮膚の外側へ徐々に伸びていきます。この毛根一つずつにそれぞれ「毛周期」と呼ばれる毛の成長周期があります。

毛周期は大きく、「成長期」「退行期」「休止期」という三つのステージに分けられます。この「退行期」が終わると成長しきった毛がいったん抜け落ち、休止期を経てまた新たな周期へ移行します。この毛周期は全ての毛根がいっせいに同じステージで進行するわけではなく、その進行具合は毛根ごとに異なります。

毛の成長サイクル（毛周期）

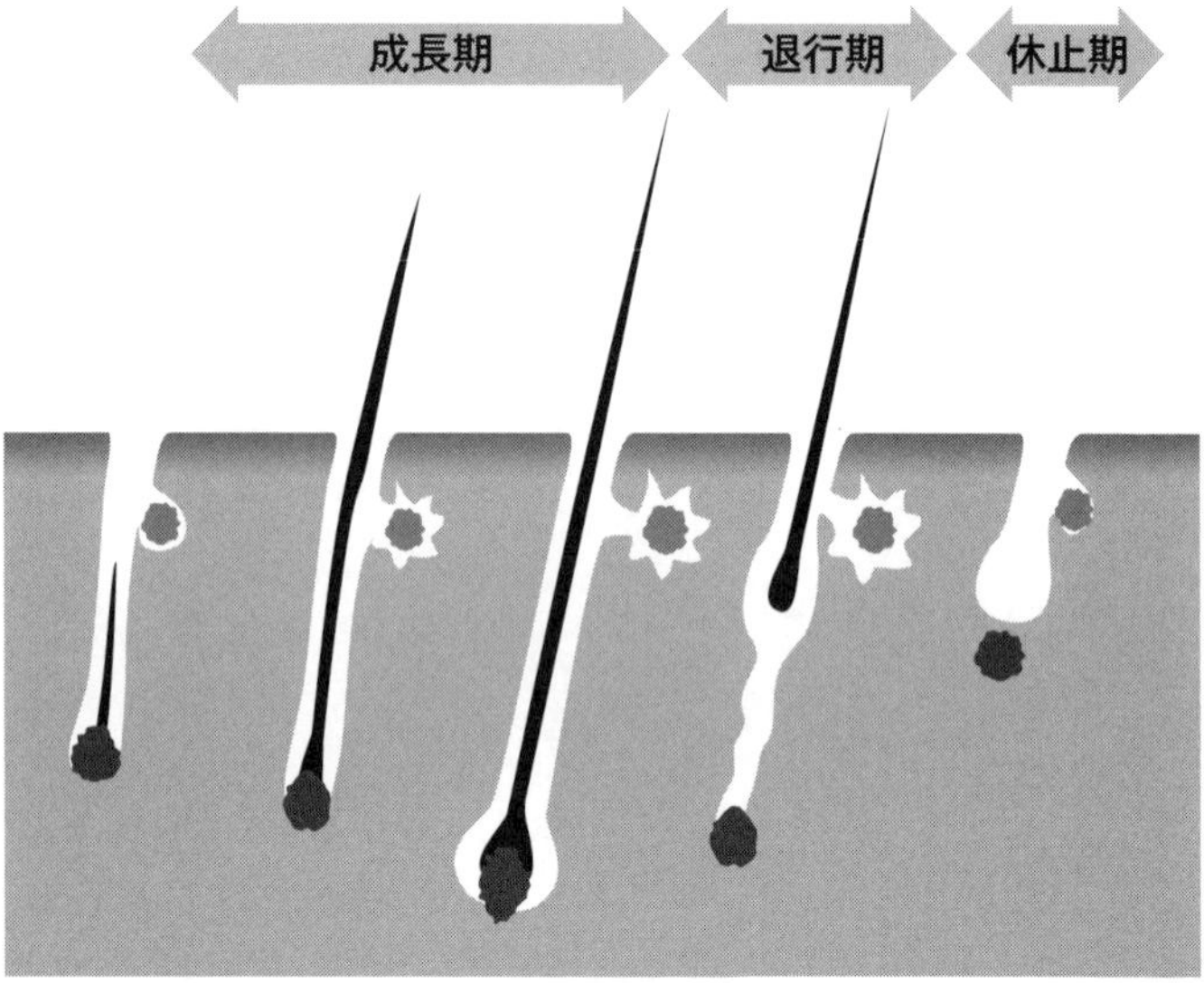

脱毛のM字型・U字型とO字型

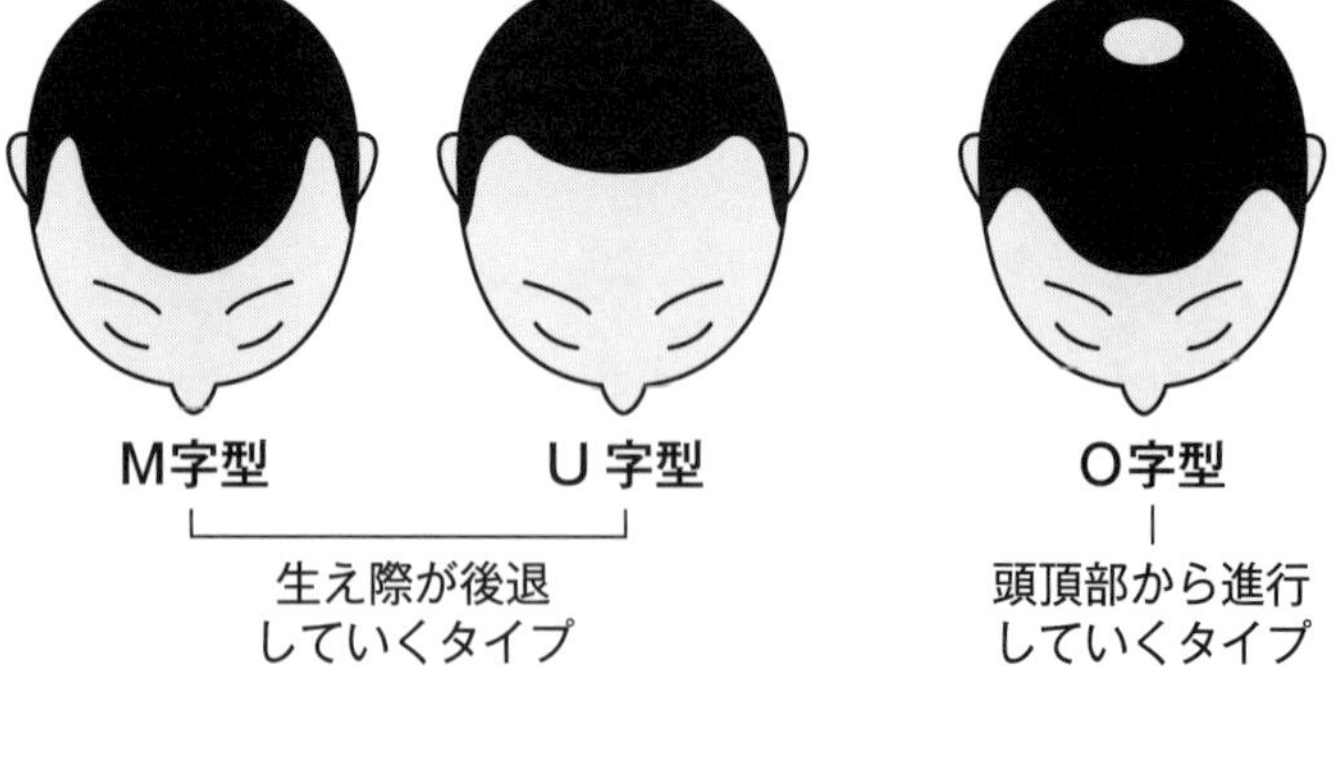

このため我々の髪の毛は正常な状態であっても毎日抜け落ちます。抜ける本数は個人差がありますが、1日に50~100本くらいは抜けていきます。これは正常な状態ですが、この抜ける本数が明らかに増えてきた時にはAGAが始まっている可能性があります。

AGAは徐々に進行していくのを特徴としています。脱毛はこめかみの上から始まり、年齢が進むにつれて、M字型やU字型に髪の生え際が後退していくタイプと、O字型に円を描くように頭頂部から抜けていくタイプの2種類があります。

急速に進行する方の場合には、上記のパターンの両方が同時に進行していくこともあります。また、毛髪そのものが細くなることもあります。

高校生くらいの男子は、たいてい前頭部の髪の生え際は水平になっています。そのことは、例えば坊主頭の高校球児の生え際を観察してみると分かります。

しかし、彼らも20歳くらいになると、生え際が水平からM字へ変形し始めます。20代半ばにかけてだんだんM字の切り込みが深くなっていき、それにつれて顔の印象も成人らしくなっていきます。

この身体的な変化は誰もが体験する自然現象ですが、極端なM字型に毛髪が脱毛していくとなると、ＡＧＡの可能性が高くなってきます。

なお、補足しておきますが、男性の脱毛の全てがＡＧＡが原因で起こるわけではありません。脱毛の中には、ＡＧＡとは別の原因で起こるものもあります。そのようなケースはＡＧＡの治療対象にはなりません。これについては後述しましょう。

婚活を機に植毛へ

ＡＧＡの進行は、人によっては日常生活に大きな影響を及ぼすこともあります。以前、私のもとに40代の方で婚活に着手したけれども、髪の毛が薄いことが気になって、積極的になれないと相談された患者さんがおられました。ポジティブに自分の魅力をアピールできないというのです。異性が自分をどのように見ているかが気になりすぎて、それが婚活の上で悪循環をもたらしていると言われるのでした。

この患者さんは、自分にとって心理的な弱点になっている発生源を取り除くために手術を受けることを決意され、後日、日帰り手術を実施しました。婚活にも成功して、現在は幸福な家庭を持っておられます。

氾濫するＡＧＡ治療の数々

このように適切な治療を受ければ良い結果が出ることが期待できますが、不適切な治療を受けてしまえば悪い結果に繋がってしまうこともあります。最近は、インターネットの普及で、ＡＧＡの治療に関する情報が溢れています。ネット上の広告もかなり目立つようになってきました。年々、治療方法の選択肢も多くなっています。

しかし、その中の一部には、効果があまり期待できない治療も含まれています。それどころか人体にとって有害である可能性があるものもあります。また、わざと不安を煽るようにＡＧＡの負の影響を過大に喧伝するような広告も目につきます。

治療の効果や安全性の評価という観点からすると、新しい治療法が最終的に「安全」の確証を得るまでには、少なくとも10年くらいの観察期間を要します。「見切り発進」は危険です。それは美容に関連した分野だけでなく、医療のあらゆる分野に適用されます。

新しい治療法は短期的には安全に見えても、5年後、あるいは10年後の影響は分からないのが実情です。治療の症例が限られているからです。理論的に効果が期待でき安全であるという評価を経ても、実際の人間にどのような影響があるかを見極めるためには、やはり「実際の結果」で確認する以外に方法がありません。

効果や安全性を見極めるためには、どうしても一定の歳月を要するのです。

植毛を実施した記録は戦前にもありますが、一般に行われる医療として普及し始めたのはこの40～50年ほどのことです。

「自毛植毛とは何か？」をごく簡単に言うと、自分の髪の毛を毛根の部分から採取して、それを髪がない部分に植える方法です。

これは、十分な検証を経た、安全で極めて有効性が高い医療技術です。前述の通り数十年の歴史と、これまで手術を受けた何百万人という患者さんがおられます。

それが具体的にどのような治療なのかについては、次章から説明することにして、本章ではＡＧＡとは何かという問題にもう一歩踏み込んでみましょう。

成人男性の4人に1人くらいが薄毛に

ＡＧＡになる人の割合は、どのくらいなのでしょうか。あるクリニックが実施したアンケート調査は、成人男性の4人に1人くらいが薄毛に悩んでいるという結果を示しました。人数にすると、日本全国でだいたい1200万人になります。

ＡＧＡに関する調査は他にも複数ありますが、さまざまな調査を総括すると、男性のおおむね30％ほどがＡＧＡになると言われています。このパーセンテージは年齢と共に上昇します。

女性に関しては、それほど高くはありません。実際、女性の頭がはげたという話はあまり聞きません。女性の場合、年齢を重ねるにつれて薄毛が進行することはあっても、進行するパターンが男性とは異なります。

男女を問わずＡＧＡの有病率自体は昔からほとんど変化していません。ＡＧＡの発症に生活習慣は多少の影響を及ぼしますが、それ以上に遺伝や体質の方が強く影響するため、生活習慣病のように、時代の変化に伴う生活様式や環境の変化が、そこまでダイレクトにＡＧＡ発症に関与するわけではないからです。

その一方で、悩む人は増えているように感じます。これは時代の変化により生活の質が向上し、美意識も高まり、その結果、昔に比べて薄毛を気にする風潮が強まり、治療を検討する人が増えている、ということが原因だと思います。

ＡＧＡが始まる時期については、個人差があります。比較的若い年齢でＡＧＡが始まると、頭頂部あるいは生え際の脱毛がどんどん進んで、10年か20年後には、全く髪の毛がなくなるケースもあります。

ＡＧＡが始まった場合、何も治療せずにおくと進行することはあっても改善することはありません。髪のボリュームが回復することもありません。

相談者は20代から80代まで

最近は、当院に来院される患者さんの年齢層が若年化する傾向があります。統計的に見ると最も増えているのは、30代くらいの年齢層です。40代と20代の方も増加傾向にあります。

もちろん50代、60代、70代といった中高年世代の方も相談に来られます。80代の方が当院で植毛手術を行った例もあります。

総合的に最近は、薄毛を気にかける人が増えている印象を受けます。薄毛が気になり始めるのは、男女とも40代が最も多いというデータもあります。

このような傾向の背景には、繰り返しになりますが、美容に対する意識が高まったことがあります。さらにクリニックへのアクセスが容易になった事情も無視できません。情報化社会の恩恵とも言えます。

以前は、ＡＧＡによる脱毛が始まっても、当事者は誰に相談していいのかが分かりませんでした。相談の窓口がないわけですから、対策のとりようもありませんでした。結局、老化現象と見なして、ほとんどの人が対策を諦めていたのです。

ただ近年では逆に、ＡＧＡ治療についての認知度が高くなったことで、外見的にはそれほど気にするような極端な薄毛ではないのに来院される方もおられます。

特に、若い方の中には、ＡＧＡを過度に怖がっている人がいます。近い将来に髪の毛が全部失われるのではないかと心配して相談に来られるのです。

本来はまだ治療の必要のない患者さんに対しては、私はその旨を説明します。もちろん不要な薬剤は処方しませんし、不要な手術を勧めることもありません。


このように当院には、頭髪についてのいろいろな悩みを持った患者さんが来院されるので、私からは十分に情報を提供した上で、実際に植毛手術をするか、あるいは薬物療法を受けるかなどについて、患者さんと十分に意思の疎通をはかります。

患者さんが自分でＡＧＡの進行度を確認したいのであれば、毎年、気になる部分の写真を撮影して、年度ごとの写真を比較してみることをお勧めします。それにより比較的容易

ノールウッドの脱毛分類

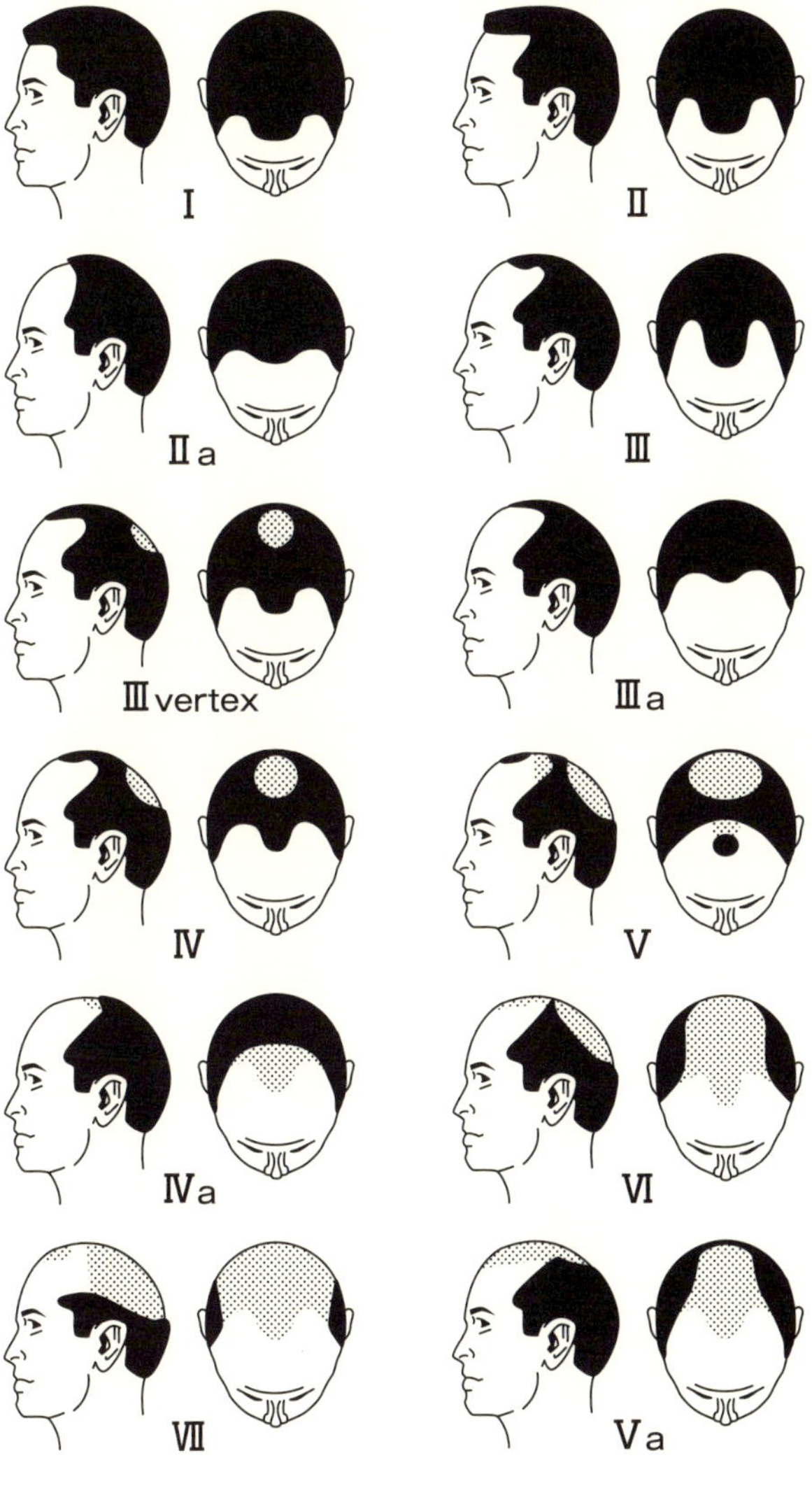

かつ客観的に髪の毛の変化を確認できます。

その場合には、なるべく同じアングル、同じ距離で写真撮影した方がよいでしょう。フラッシュを焚くかどうかでも、写真写りというのはだいぶ変わりますので、撮影条件は同じにして経時的変化を見てみてください。

すでに述べたように、AGAには、生え際から進行するタイプ（M字型・U字型）と頭頂部から進行するタイプ（O字型）の2タイプがあります。前ページの図は、ノールウッド医師による脱毛分類です。

髪の毛の構造

植毛手術などのAGA治療に言及する前に、そもそも「髪の毛」とはどういった構造のものなのか、その性質について説明しておきましょう。

我々は日常生活を送る上で日々たくさんの抜け毛を目にします。その抜け毛は1本の糸状の構造物ですが、頭皮にくっついている間はその毛根部分（皮膚の内側に食い込んでい

髪の毛の構造

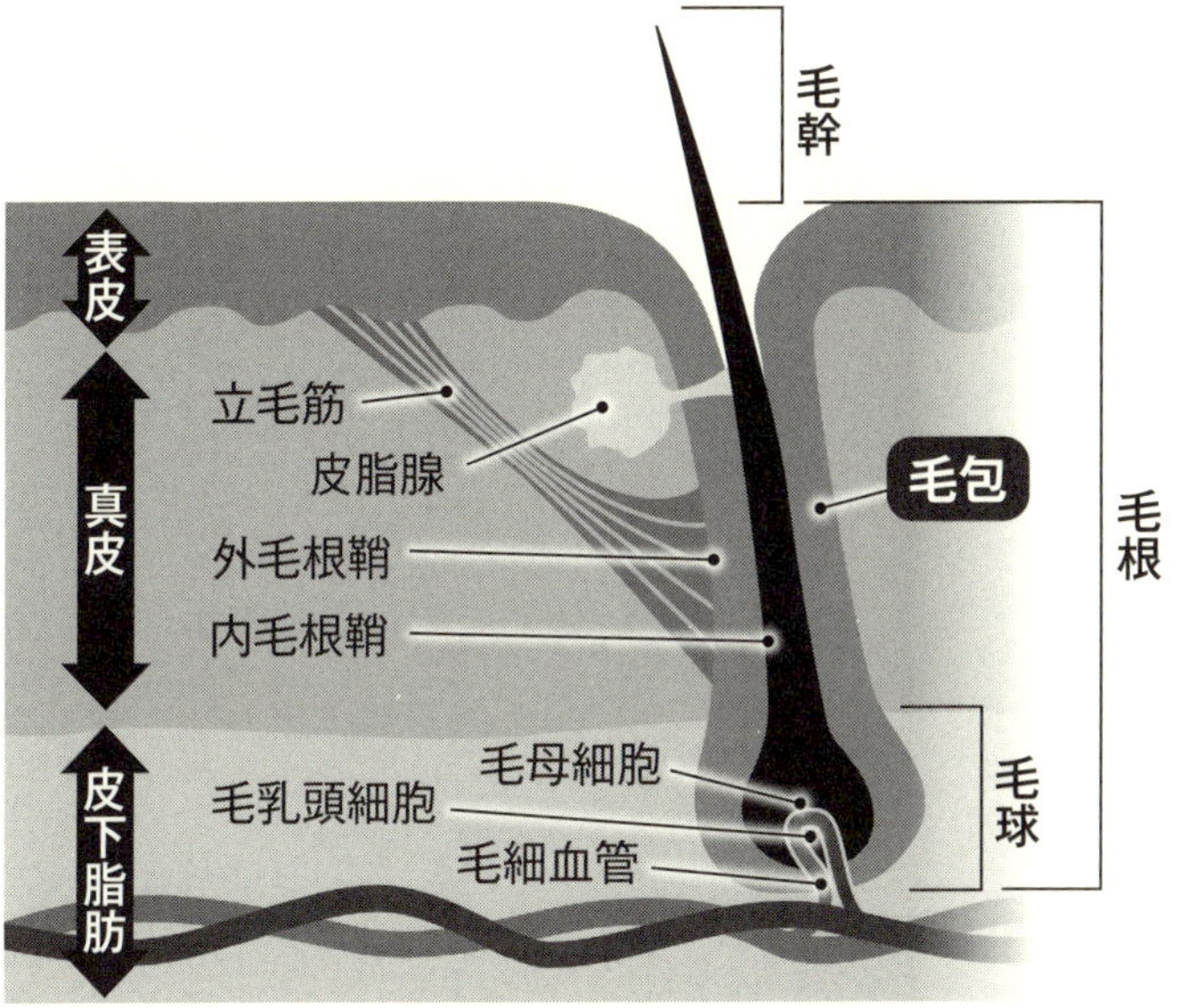

グラフト植毛の毛髪の単位

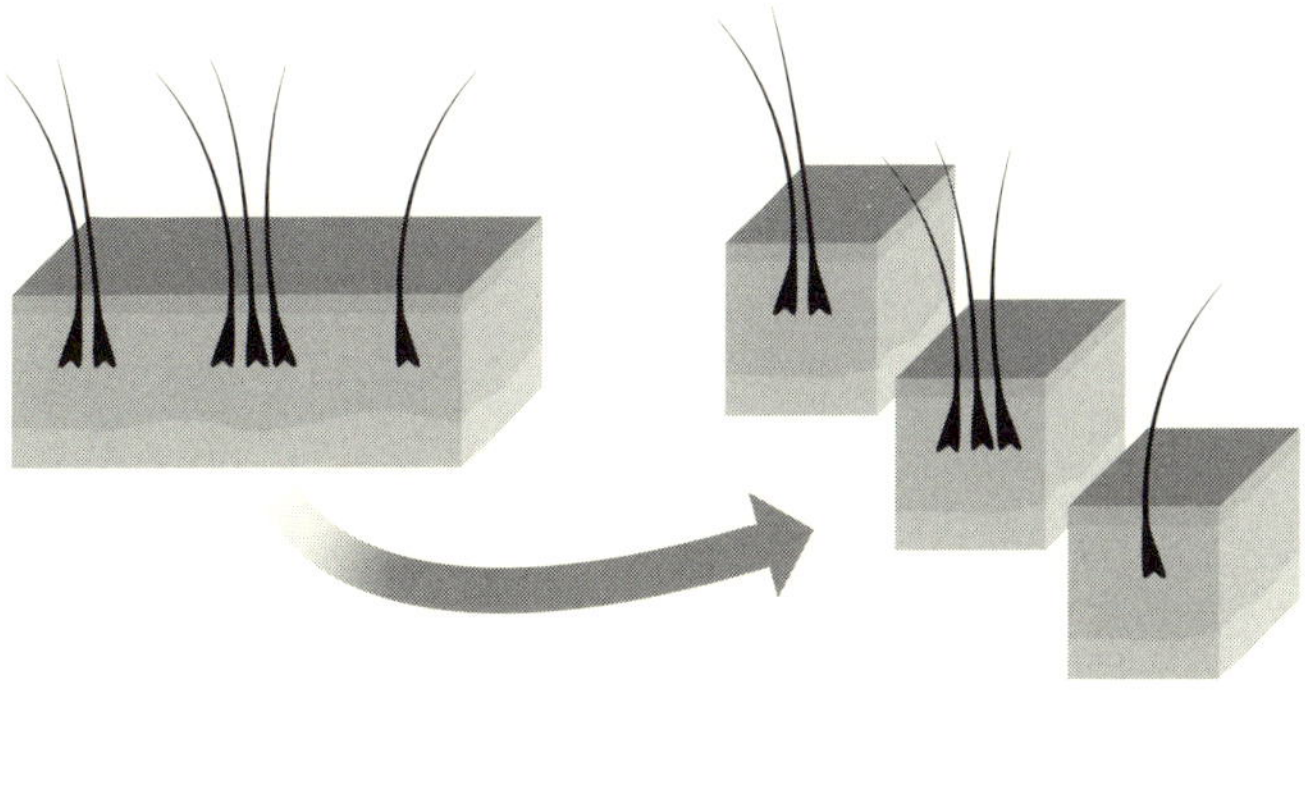

る部分）は、毛包《もうほう》と呼ばれる構造物に囲まれています。

毛包とは、皮膚の付属器官で、髪の毛の発生、成長、固定の役割を担っています。髪の毛を引っ張っても簡単に抜けないのは、この毛包部分が固定の役割を果たしているからです。

毛包において髪の毛は細胞分裂を繰り返し、徐々に成長して皮膚の外側に押し出されます。毛包には細かい血管が分布していて、その血流から髪の成長に必要な栄養を取り込んでいます。こうして髪の毛が伸びていくのです。

ちなみに頭髪の毛穴には、それぞれ1本ずつ毛が生えているわけではありません。1本から、多いと4本くらいの髪が束になって生えています。その1束を毛包単位と呼びます。

この一つの毛包単位を、自毛植毛の世界では「株」、あるいは「グラフト」と呼称しています。この株を採取して必要な場所に移植することが自毛植毛という治療となります。ですので、1株移植した場合、そこから1本ずつ毛が伸びるのではなく、それ以上の本数の毛が伸びてくれる場合もあるのです。

だいたい平均すると1株移植すると2・5本程度の髪が生える計算となりますので、

1000株移植すれば2000本以上の髪の毛が生えることが期待できるのです。

束になった毛の「株」を移植すると、それが皮膚の下に生着してそこに新生血管が発生し、血流が生まれて毛に栄養が届くようになります。そしてごく普通の生きた毛になります。

頭皮に限らず人の肌にはたくさんの毛包があります。手のひら、足の裏は毛根がなく毛が生えていませんが、それ以外の体表にはよく見ると産毛《うぶげ》が生えています。皮膚の毛穴からは、水分が体外へ蒸発します。また皮脂も分泌されます。これによって皮膚の状態を一定に保ち、気温の変化に対応しているのです。

●髪の寿命は永遠ではない

髪は常に成長しているわけではありません。前述した「成長期、退行期、休止期」といった毛周期に沿って経過し、一定の期間が過ぎると抜け落ち、そこからまた新しい髪が生えてきます。

毛周期の回数は生涯を通じて決まっているというのが定説です。1サイクルは、通常は

3〜7年で、サイクルの数は30〜50サイクルくらいと言われています。そのサイクルが終わってしまえば、「毛根が死んだ状態」となってしまい、以降そこからは毛が生えなくなってしまいます。

AGAが起こっていない状態で、1サイクル5年、30サイクルと仮定すれば毛周期が終わるのに5年×30周＝150年かかります。これはヒトの寿命より長いため、この人は生涯髪の毛を失わずに済みます。

一方、AGAが起こってしまい、毛周期が6か月に短縮してしまえばどうなるでしょうか？　0・5年×30周で、15年経つと毛根が死んでしまうのです。そして毛周期が終わってしまい毛根が死んだ状態では、薬物療法は効果が出ません。

このことが、巷で言われる「AGA治療が遅れると手遅れになってしまう」という言説の根拠となっているのだと思います（薬物療法については第4章にて詳述します）。

一方、自毛植毛であればAGAが進行した場合でも対応は可能となります。

加齢による髪の毛の質的な変化について言えば、年を取ると男性ホルモンの影響で、髪の毛がだんだん細くなっていきます。言い方を換えると、細い髪の毛が占める割合が増えてきます。その結果、地肌が目立ちやすくなります。

このように、毛髪にも生涯を通じて変化のステージがあり、一生を通じて髪の質も量も変化していくのです。

AGAは黄色人種にとって深刻

人種の違い、肌と髪の色により薄毛が目立ちやすい、目立ちにくいといった違いがあります。

日本人など黄色人種は、肌色と髪の黒色のコントラストが強いので、目立ちやすいと言えます。一方、アフリカ系の人は、黒い肌に黒い髪ですから、髪の密度が薄くなっても目立ちにくいと言えます。

肌の色と髪の毛の色が近ければ、少しの植毛を行うだけで、成果が期待できます。それほど植毛の密度を濃くしなくても、仕上がりが良くなる傾向があります。

そのようなわけで、相対的に黄色人種の方がアフリカ系の人よりも薄毛の悩みが多いのが実情です。したがって、黄色人種の患者さんに対しては、しっかりと植毛をしなければ、思わしい結果が得られません。

AGAは遺伝するのか？

患者さんの中には、AGAが遺伝するのかどうかを質問される方がよくおられます。結論を先に言えば、AGAには遺伝的要素があります。しかし、だからといって父親や祖父がAGAだった人が、必ずAGAになるというわけではありません。遺伝について、順を追って説明しましょう。

AGAの出現には「テストステロン」という男性ホルモンの働きが関係しています。このホルモンは、男性らしい身体の形成を促し、生殖機能を形成する上でも大事な働きをしています。

極めて重要な良性のホルモンなのですが、体内で「5α還元酵素（5αリダクターゼ）」と呼ばれる還元酵素と結合すると、ジヒドロテストステロン（以下、DHT）という物質

AGAのメカニズム

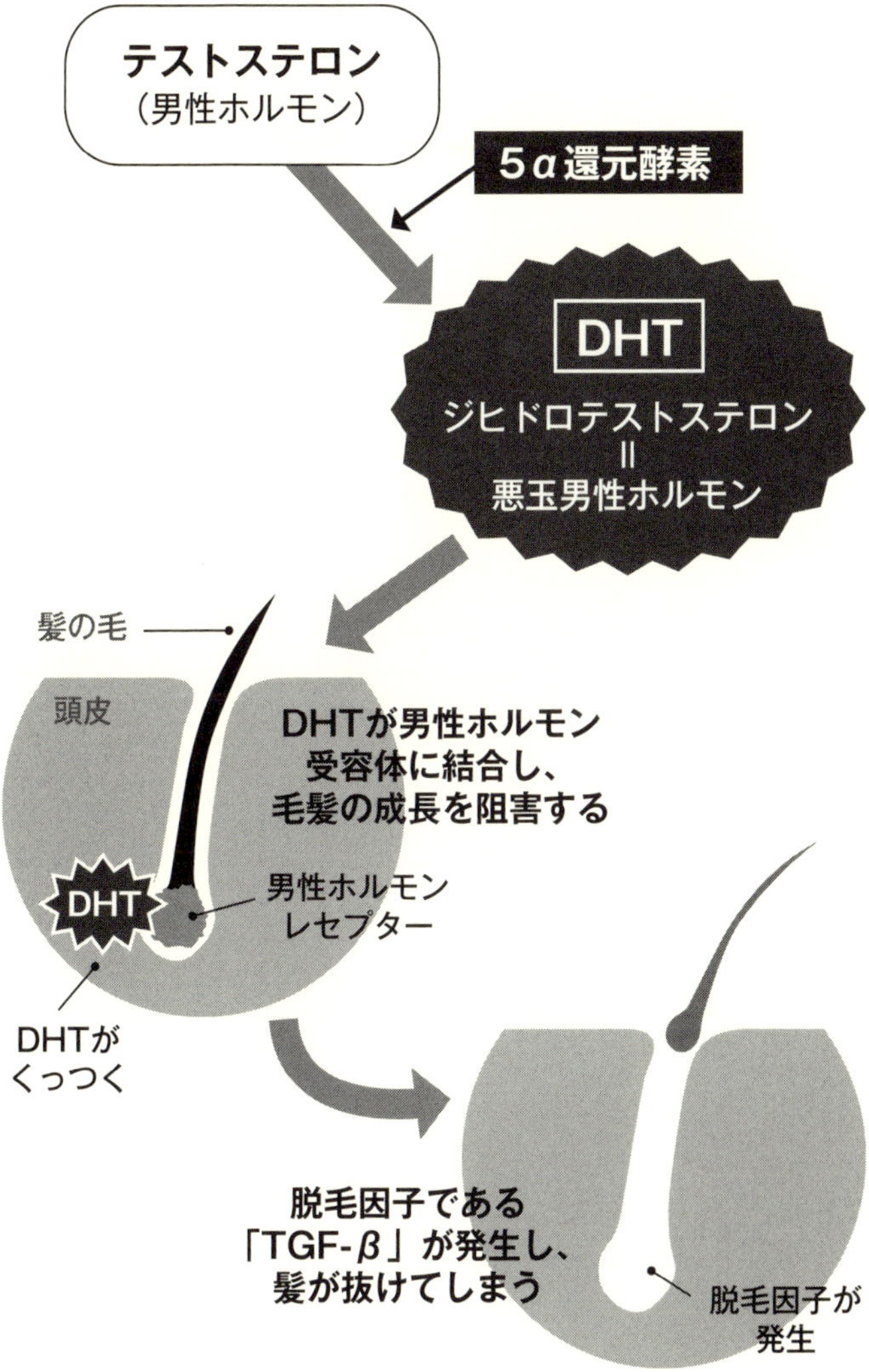
テストステロン
(男性ホルモン)
5α還元酵素
DHT
ジヒドロテストステロン
=
悪玉男性ホルモン
髪の毛
頭皮
DHTが男性ホルモン
受容体に結合し、
毛髪の成長を阻害する
DHT
男性ホルモン
レセプター
DHTが
くっつく
脱毛因子である
「TGF-β」が発生し、
髪が抜けてしまう
脱毛因子が
発生

に変化します。これがＡＧＡの原因となる物質であり、髪の毛に関してはマイナスの影響を及ぼすため、「悪玉男性ホルモン」などとも呼称されます。

このＤＨＴが、毛包を形成する細胞の受容体であるアンドロゲン受容体（ＡＲ）に結合すると、毛周期のうち「成長期」を短縮させ、毛髪の成長を阻害します。その結果、髪の成長が衰えたり、脱毛が出現したりするのです。

ＤＨＴと接触した際の受容体の感度は人によって異なります。感度が高い人はＤＨＴの影響を受けやすく、その結果、ＡＧＡが進行することになります。

このことから、「ＤＨＴの量が多い」「ＤＨＴに対する受容体の感度が高い」という二つの条件が揃うと、ＡＧＡが進行してしまうと言えます。そしてこれらの要因に影響を与えるのが遺伝的要因なのです。言葉を換えると、ＡＧＡにおける遺伝的な要素とは、ＤＨＴの量とアンドロゲン受容体の感度を意味します。

しかし、ここからが肝心な点になりますが、ＡＧＡの発症は遺伝だけで決まるわけではありません。確かに父親や祖父など血縁者の髪の毛が薄かった場合、その血族も髪が薄くなる可能性は高くなりますが、あくまでも遺伝は可能性であって、確実なことは言えません。

逆に、「父親や祖父が髪の毛がふさふさだから、自分もＡＧＡにはならないだろう」と断言することもできません。

遺伝子検査により、ＡＧＡの遺伝的要素の有無を調べることはできます。検査で受容体の感受性や活性度がどの程度なのかを調べることで、ＡＧＡになる可能性を予測することはできます。

ただ、検査によって、10年後あるいは20年後の自分の頭髪がどうなるかまでは断定できません。

そのようなわけで、治療目的の遺伝子検査は一般的には実施されていません。コストが高い上に、遺伝子を調べても意味がないからです。

ＡＧＡになることを心配している若い人に対し、遺伝学の立場からインフォームド・コンセント（医師が患者さんに必要な診療情報を提供し、患者さんが十分な理解のもとで診療方針に同意すること）をするのであれば、多少の意義があるかもしれません。しかし遺伝的な要素があると判明しても、それに対して予防策が取れるわけではありません。治療につながらない検査はやらなくてもよいと思います。

抗がん剤による脱毛

毛髪が薄くなったり、抜け落ちたりする原因はＡＧＡだけではありません。例えば抗がん剤を使っている人の髪の毛が抜け落ちることはよく知られています。抗がん剤が、大なり小なり標的臓器以外の細胞にダメージを与えてしまうからです。毛包においては活発な細胞分裂が起こっており、そのため抗がん剤による細胞障害の影響を受けやすいのです。

したがって、抗がん剤治療が終了すれば、多くの場合髪の毛は再生します。そのため、抗がん剤による脱毛は、植毛手術の対象にはなりません。

ただ、もともとＡＧＡの患者さんが抗がん剤の治療を受け、それが原因で、さらに髪の毛が減ったのをきっかけに、植毛手術の相談にお見えになったケースはあります。

その患者さんは、もともと少なかった髪が抗がん剤の影響でさらに減り、対策としてカツラを使っていました。そして抗がん剤治療が終わった後で「自分の髪の毛を取り戻したい」ということで、休職の期間中に植毛手術を受けたのです。

こういう特殊なケースはありますが、抗がん剤治療によって生じた脱毛に対する植毛は手術の適応外です。

脱毛を引き起す病気の数々

AGAや抗がん剤以外にも、脱毛の原因はたくさんあります。例えば疾病であれば、円形脱毛症が有名です。他にもバセドウ病や橋本病など、内分泌関連の疾患や膠原病、腎不全、肝不全、新型コロナウイルス感染などの感染症などで脱毛が起きることもあります。

また、高血圧、高脂血症、糖尿病などの生活習慣病になると、血管がボロボロになってしまい血流が悪くなります。すると、頭部への血流も悪くなり、毛根に栄養が行かなくなって、だんだん毛が薄くなることもあります。

過剰な喫煙も同じメカニズムを引き起こします。血管が詰まって血流が悪くなり、髪の毛にもマイナスの影響を及ぼします。

さらに極端なダイエットで栄養のバランスが崩れて抜け毛が増えた例もあります。ストレスや紫外線なども脱毛の引き金になっている可能性があります。

髪の毛が正常に発毛するためには、タンパク質やビタミン、微量元素、亜鉛などが必要です。いずれも髪の毛を構成する成分です。

これらの成分を摂取しなければ、髪の毛を再生する原材料が欠落する状態になり、髪の毛が育ちません。ですから、十分な栄養を摂っていなかったり、バランスが悪い偏った食生活をしていると、薄毛が進行する可能性があります。

あまりにも過剰なダイエットをすると、バランスの悪い食生活になってしまい、薄毛の原因になります。その意味で、バランスの良い食習慣を実践することも大切です。

また、毛穴に皮脂が詰まり、頭皮の状態が悪くなれば、それだけ髪の毛にも悪影響を及ぼします。その意味では、髪の毛を洗って清潔にしておくことが大事です。それが髪の毛の発育を促す条件でもあります。

ちなみにAGAでは、脱毛が起きる部位がほぼ決まっています。生え際からつむじのちょっと後ろまでの頭頂部全体が抜け毛のエリアになります。

逆に、抜けないエリアは後頭部及び側頭部です。この領域ではAGAによる脱毛は起こりません。それゆえ、次章で説明するように、植毛する髪は、この部分から採取するのです。

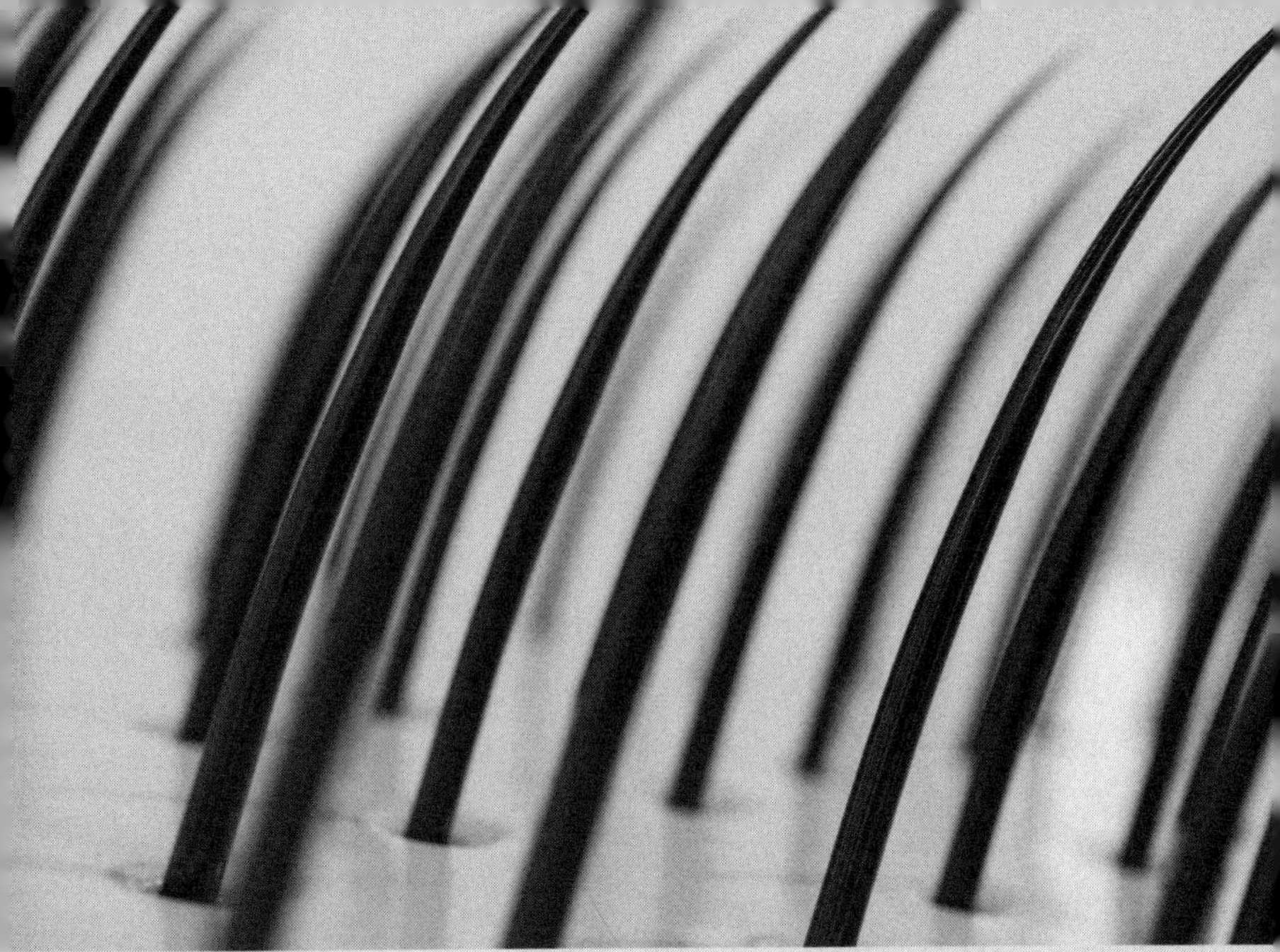

第 2 章

二つの植毛方法
……FUT法とFUE法

自毛植毛とは？　増毛や人工毛との違いは？

そもそも、自毛植毛とは一体何なのでしょう？　似たような言葉で、「増毛」や「人工毛移植」などがありますが、これらとは違うものなのでしょうか？

まず結論から言えば、自毛植毛は「増毛」や「人工毛移植」などとは全く異なる医療技術です。

自毛植毛とは、「自分自身の後頭部〜側頭部の頭髪を採取し、薄毛が気になる部分に移植する」というもので、医師が行う医療技術です。

後頭部〜側頭部にかけての髪の毛は、ＡＧＡを誘発するジヒドロテストステロンの影響を受けにくく、ほぼ一生太い髪のまま生え続けることが期待できます。そして、薄くなった生え際などにこの部分の毛髪組織を移植すると、もとの性質が受け継がれ、後頭部と同じ髪が生えてきます。

将来薄毛が進行して、もともと前頭部や頭頂部に生えていた髪がすべて産毛になったり抜け落ちてしまっても、後頭部に毛が生えている限り、植毛された毛も前頭部や頭頂部で生え続けるのです。

移植した毛は、もともと生えていた後頭部の髪の毛と同じように生えて、伸びてくれますので、例えば後頭部の髪がクセ毛であれば同じようなクセが出ますし、後頭部の髪の毛が白髪になれば、移植部の毛も白髪になります。つまり、自毛移植した髪の毛は、本来の自分の髪の毛の成長と全く同じように成長してくれるため、自然な仕上がりが実現できるのです。

このように、自毛植毛を行って生えた髪の毛は「自分の髪の毛」ですので、術後しばらくして生え揃った後はメンテナンスが不要ですし、髪を染めたりパーマを当てるなどに関しても制限はありません。「手術をする」というハードルはあるものの、そこをクリアしてしまえば、その後の管理は楽であると言えると思います。

「増毛法」とは、一般的に人工毛髪や天然毛髪（人毛）など「自分の毛髪以外の毛髪」を使用して、ＡＧＡなどで薄毛になった気になる部分をカバーする方法です。広義の増毛法の中にはカツラ・ヘアピース・ウィッグ、ヘアエクステンションなどがあり、装着方法としては、かぶる、金具でとめる、結び付ける、貼り付けるなどがあります。狭義の増毛法としては、自毛1本ずつに毛髪を結びつけるといった方法があります。

これらの増毛法は、希望の本数分だけ即座にボリュームアップができるというところが最大のメリットと言えます。増毛法の中には数多くのバリエーションがあり、その費用や特徴はさまざまです。

いろいろなバリエーションのある増毛法ですが、共通する特徴として「毛が伸びない」、「長期的には老朽化して劣化したり、脱落するためメンテナンスが必要」といったことが挙げられます。

また、人工毛移植というのは、プラスチックなどで人毛に似せて作った毛を頭皮に植え込む方法です。これは医師が行う医療行為で、以前は広く行われていたのですが、術後の感染症のリスクが非常に高く、さまざまな合併症が起こることが分かってきたため、現在はほとんど行われていません。この方法も、増毛法と同じように、移植した毛は伸びませんし、長期的には老朽化して劣化してしまいます。

このように、「増毛法」や「人工毛移植」に見られるデメリットを解消した方法が自毛植毛です。自毛植毛には大きく「ＦＵＴ法」と「ＦＵＥ法」という二つの方法があり、これは後頭部から移植株を採取する方法の違いです。

それぞれの方法にメリット・デメリットがありますが、どちらの術式にも共通しているのは、「自分の髪の毛を後頭部から採ってきて必要な部分に移植する」ということです。そのため、どちらの方法も後頭部には採取痕が生涯残りますし、移植できる数には限りがあります。また、移植とは結局のところ「髪の毛を後頭部から前頭部などに移動させている」ということなので、頭部全体で生える髪の毛の総数は変化がありません。

このように、メリットだけでなく手術を行うことで生じるマイナス点も勘案しつつ、長期的に最も満足度の高い結果を目指すことが自毛植毛を行う医師の腕の見せどころなのです。

ＦＵＴ法とは？

現在行われている植毛手術は大別して2種類あります。

ＦＵＴ法とＦＵＥ法です。クリニックによって名称を変えていることもありますが、基本的には、これら二つが現在実施されているオーソドックスな植毛手術です。

両者は、植毛する毛の「株」をどのような方法で採るかによって分類されます。同じ植毛手術でも、方法がかなり異なります。

それぞれの手術法にメリット・デメリットがありますので、どちらかが優れていてどちらかが劣っている、というようなものではなく、患者さんの状態によって適切な治療法を選んで行うことが肝要となります。

まずＦＵＴ法から説明していきましょう。

ＦＵＴ（Follicular Unit Transplantation）法とは、後頭部の頭皮をいったん帯状に切除した後、毛根単位に株分けする方法です。

切除する頭皮のサイズは、必要となる株数によって変動しますが、縦の幅が1センチから1・4センチくらい。横の長さは最大で26センチ程度になります。採取可能な最大の長さは患者さんの頭蓋骨の形状によって異なり、頭蓋骨が横長の方では30センチくらい採れることもあれば、頭蓋骨が縦長の方では24センチくらいしか採れないこともあります。


たくさん株を採りたい場合は切除する幅を広くし、少しで足りる場合は幅を狭く、長さを短くします。1センチ程度の幅であれば、上下の頭皮を5ミリずつ引っ張り寄せれば、傷を縫い合わせることが可能です。1・4センチの幅で採っても、7ミリずつ引っ張ればいいので、これくらいの幅であれば、手術後に頭皮のつっぱる感じが長く残ることはありません。

逆に欲張って2センチ、あるいは3センチの幅で頭皮を採ると、確かに株数としてはたくさん採れますが、傷口を縫い合わせるためにかなり強く上下の頭皮を引っ張らなければならず、結果的に術後の痛みやつっぱり感が長く、強く残ってしまう可能性が高まります

FUT法

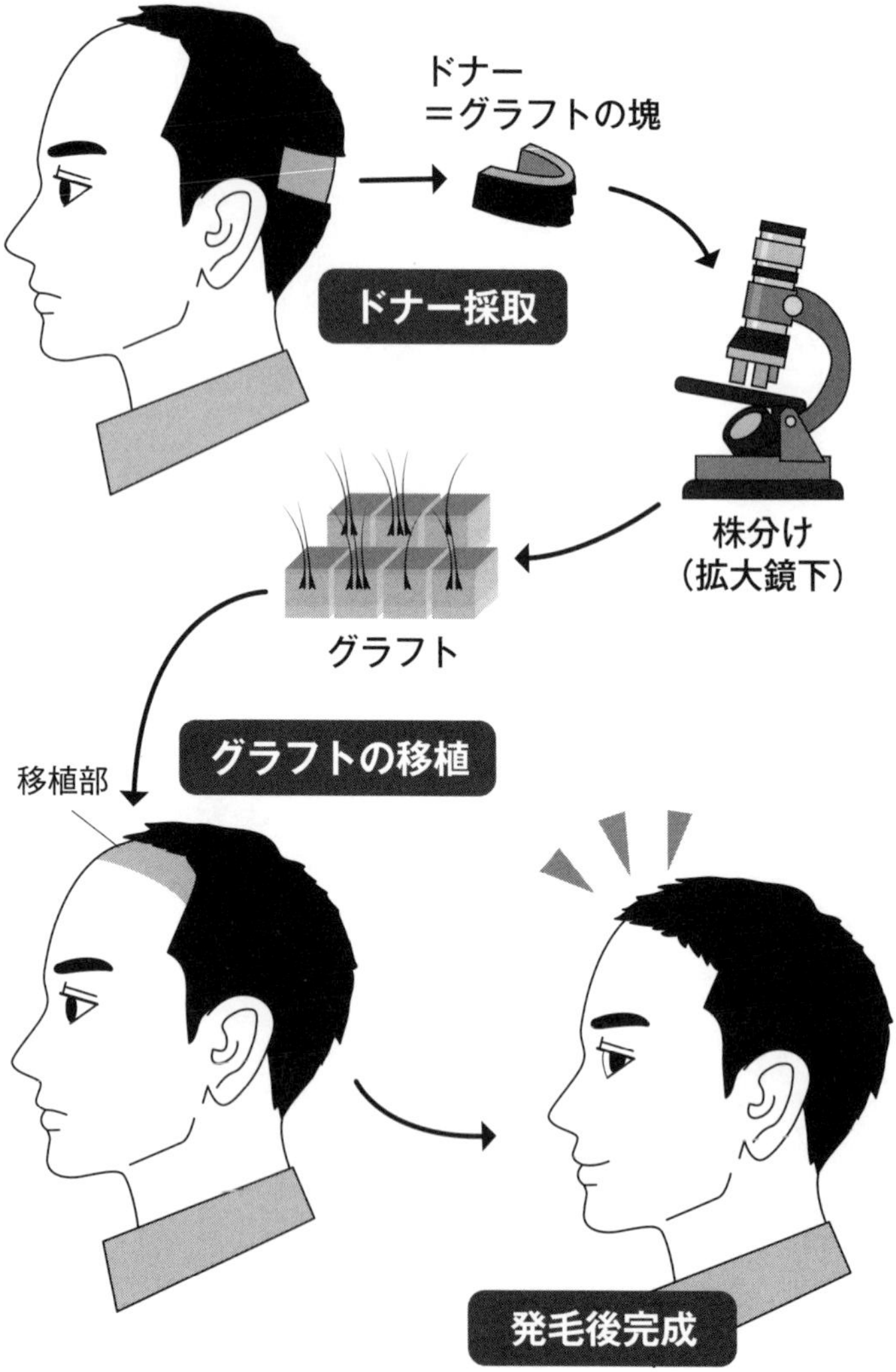

ので、無理をしてはなりません。

帯状に採取した頭皮は、拡大鏡を見ながら慎重に切り分けられ、毛包単位ずつ（株単位ずつ）に分けられていきます。そして細かく切り分けられた株が、移植予定の領域に1株ずつ植えられていきます。

手術後は、採取部に横一線の傷痕は残りますが、後頭部の髪の毛は上から下の方向に伸びてくれますので、傷は髪で隠れます。外からは全く分かりません。

FUT法は、たくさんの株を採取して移植したい場合に優れた方法です。ドナー採取部に横一本の傷が残ってしまうというデメリットがある一方、1回の手術でたくさんの株が採れること、また手術を複数回することで、生涯にたくさんの株が採れるというメリットがあります。生涯で移植できる株数は、FUT法であればだいたい5000〜7000株くらいとなります。

株を採る位置は原則的には後頭部から側頭部の領域になります。この部分がAGAの影響を受けない領域であるからです。頭部の前方や上部で、ＡＧＡが進むことはあっても、後頭部ではほとんど進みません。

実際、ＡＧＡの人の頭部を観察してみると、ほとんどの場合、後頭部の髪は残っています。ここはＡＧＡの影響を受けにくい部分なのです。そして、ドナー株はもともとの性質を受け継ぎますので、自毛植毛で移植した髪の毛は原則として生涯生え続けてくれるのです。

もちろん老化現象により、髪の毛が細くなったり白髪になることはありますが、これは手術後年数が経過しても自然な仕上がりが期待できる、ということでもあります。

ＦＵＥ法とは？

これに対してＦＵＥ（Follicular Unit Excision）法は、株の採取方法がＦＵＴ法とは異なります。

ＦＵＥ法では、ＦＵＴ法のように一部の頭皮を切り取るのではなく、直接頭皮から毛根をくり抜いて株を作ります。

先端に筒状の刃が付いたボールペンのような細いドリルを頭皮に差し込んで、毛根を一つずつ引っこ抜きます。拡大鏡による拡大視野で髪の毛の流れる方向、皮膚の下に埋まっている毛根の位置を予想し、慎重に角度と深さを確認しながら、毛穴から生えている2～3本の毛の毛根を採取するのです。

この方法で手術をした場合、後頭部から側頭部にかけてのドナー採取部に、くり抜いた株数分の傷ができます（1000株採取なら1000個のくり抜き傷）。ただし一つひとつの傷は非常に小さく、よほど髪の毛を短くしない限りは外から見えることはありません。この傷痕が目立ちにくい、というのがFUE法のメリットであり、採取部の密度が下がりすぎない程度の少量の株を移植する場合に特に向いている方法です。

一方、詳しくは後述しますが、くり抜いた部分は髪の密度が低下してしまいますので、株数をたくさん採りすぎると後頭部の髪がスカスカになってしまいます。採りすぎには注意が必要です。生涯に採取できる株数はFUT法と比較して少ない、というのがデメリットとなります。FUE法で生涯にわたって採取できる株数の上限は2000～3000株くらいとなります。

ＦＵＥ法では、狭い範囲から集中してたくさんの株を採取してしまうと、その部分だけ髪の密度が下がってスカスカに見えてしまいます。そのためＦＵＥ法で株を採取する時の原則は、「広い範囲から少しずつ」株を採る、ということになります。このように、密度が低下する範囲を分散することで全体の密度を保つ必要があります。

その一方、株を採取する範囲をあまり広げると、今度は、将来ＡＧＡが起こり得る範囲からも毛根を採らざるを得なくなり、そのような部分から採取した移植株は将来、抜け落ちてしまう危険性があります。これはＦＵＥ法を採用した場合に、注意しなければならない点です。

ＡＧＡが起こる範囲は、繰り返しになりますが、生え際からつむじのちょっと後ろくらいまでのところです。それより後ろの後頭部はＡＧＡが起こらないので、原則としてそこから株を採るわけですが、ＦＵＥ法でたくさんの株を無理に採取しようとすると、この範囲から外れたところからも株を採らざるを得なくなり、手術後年数がたってから、移植毛

FUE法

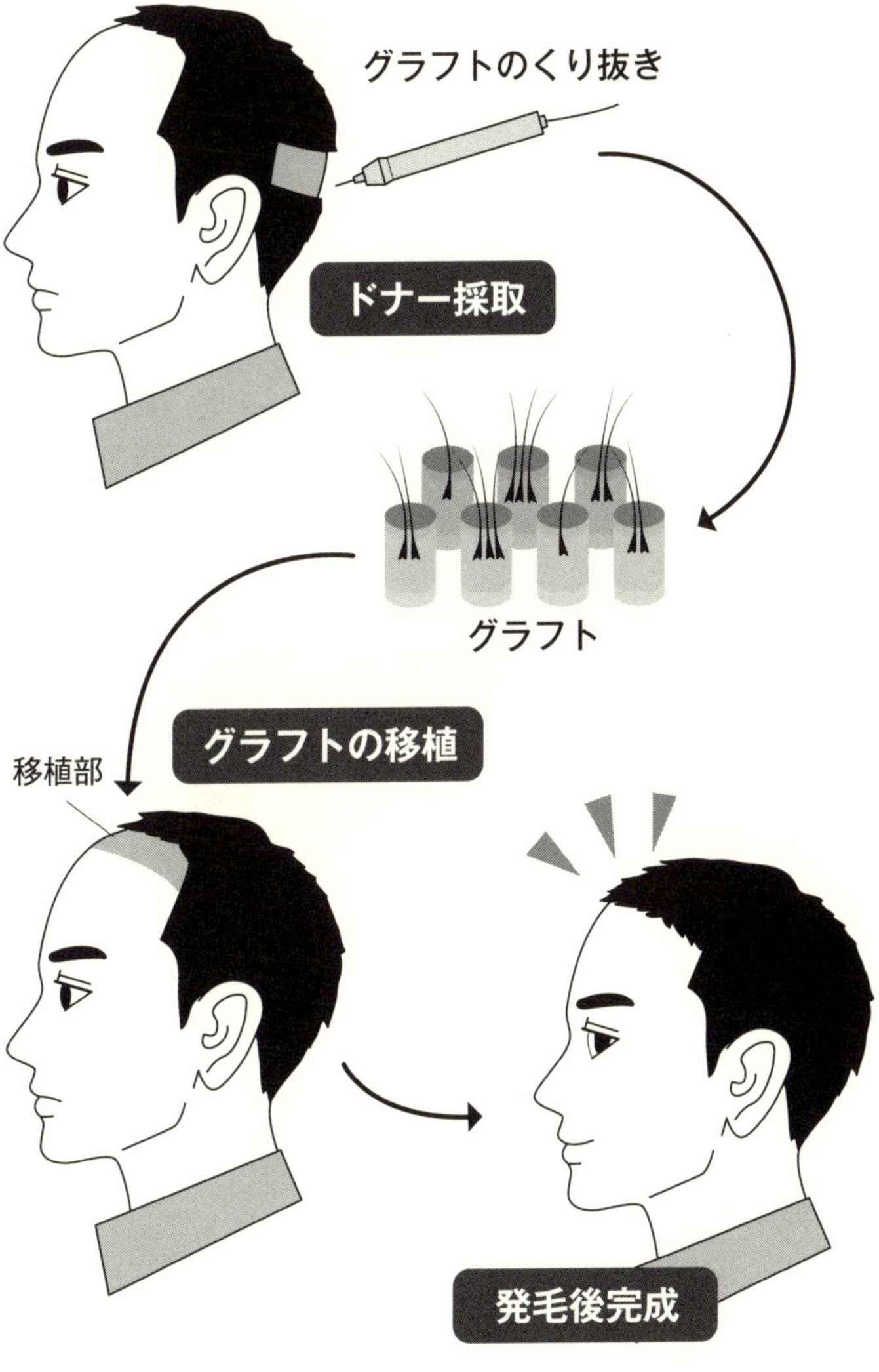

が産毛化してしまう可能性があります。

自毛植毛は手術後、生涯にわたって移植した毛が生え続けてくれることが大きなメリットですので、このように、手術して1年2年は順調に髪の毛が生えていたが、だんだん薄くなって、最後は大半が産毛化してしまう、というようなことは避けなければなりません。

FUT法であれば、後頭部真ん中の最も条件がいいところから株を採るので、基本的にはこうした形の脱毛はまず起こりません。

株を採りすぎると頭髪がスカスカに

株をくり抜いたあとは、斑点状の白い傷ができますが、傷そのものは髪で隠れるので見えません。

FUE法の場合は、頭部のあちこちから株を採取するので、若干髪を間引きしたような状態になります。株を採りすぎると髪全体の密度が下がるので、スカスカになってしまう可能性もあります。

海外ではＦＵＥ法で大胆に株を採ってしまうことがあり、それがトラブルの原因になった例があります。海外での施術は、物価が安い国であれば費用が割安となることもあり、実際に海外で手術を受けられる方もいらっしゃいます。しかし、費用のみで選んでしまうと、そこには落とし穴が待っていることもあります。

当院でも以前、海外でＦＵＥ法の植毛手術を受けた男性が受診され、「こんなはずではなかった」と対策を相談されたことがあります。

拝見すると、確かに後頭部から側頭部にかけての髪の毛がスカスカになっていました。何株採取したのかを確認すると、実に約５０００株という、この相談者の方の状態から考えると明らかに過剰な株数をＦＵＥ法で採取していました。

このように、髪を極端に間引いてしまえば後頭部はスカスカになります。

この患者さんは、海外で植毛手術を受けられたわけですが、海外での植毛手術は、あくまでもその国の現地の人々を主な対象としたものです。髪の色や肌の色、美に対する意識も異なることがあります。言葉の問題があれば細かいニュアンスなどを伝えることが困難なこともあり、仕上がりの外観が期待と外れてしまう可能性があります。

ＦＵＥ法では、どの程度の株を採取するかをよく検討する必要があります。繰り返しますが、ドナー採取には限りがあり、「無制限」「採り放題」といった謳い文句には注意が必要です。国内・海外を問わず、医師と患者さんで、しっかりと仕上がりのイメージを共有しておくべきですし、移植する数と同程度の傷痕の症例を必ず手術前に確認しておきましょう。

採取可能な株数の比較

手術方法の開発順序から言えば、ＦＵＴ法は１９９５年から普及し、その後、２００１年頃からＦＵＥ法が行われるようになりました。ＦＵＥ法の方が新しい術式ではあるのですが、とはいえその差はわずか数年です。

この本を執筆している現在、日本国内ではＦＵＥ法の方が普及していますが、これはＦＵＥ法の方がＦＵＴ法よりも優れているから、ということではありません。この点を勘違いすると、無条件にFUE法を選ぶことになりかねません。

それぞれの手術方法には、利点と欠点があります。ですから、どちらの方法を選ぶかは、患者さんと医師が十分に話し合って決める必要があります。そのためにインフォームド・コンセントが極めて重要なプロセスになります。


すでに述べたように、FUT法の場合は、手術後に横一本の傷が残ります。傷の程度には個人差がありますが、後頭部の髪を2センチくらいに伸ばしておけば髪の毛で隠れるので、外部からは分かりません。

FUT法の優位性の一つは、傷が治ってから繰り返しFUT法が実施できることです。その結果、長期的な視点から見ると、採取できる株数がかなり多くなります。

FUT法の場合は1回の手術で最大2000〜3000株くらい採れます。生涯では、5000〜7000株くらい採れます。しかも、7000株取っても外見に影響はありません。この特徴は、特にAGAという経時的に症状が進行する可能性のある病態において大きなメリットとなります。

移植した株は生涯生え続けることが期待できますが、ＡＧＡの進行に伴い、手術していない部分が薄くなってしまったり、また移植部に生えていた既存の毛が産毛化してしまった場合など、2回目3回目の手術を後々希望される方がいらっしゃいます。

ＦＵＴ法であれば、生涯で移植に使える株数が多いので、そのようなニーズにも対応できる可能性が高まります。徐々にＡＧＡが進行してしまい、例えば5年に1回手術を受けたいといった場合は、ＦＵＴ法の方がメリットが大きいと言えます。

これに対して、ＦＵＥ法では、採りすぎると見た目に影響が出てしまうため、あまり大量の株を採取できません（厳密に言えば、採ろうと思えば採れるが、採るべきではありません）。

そのため、ある程度狭い移植範囲をカバーするのに適した方法と言えます。男性であれば、少し額を狭くしたい、といった場合や、小さな傷痕などに移植したり、少ない株数で済むヒゲや眉毛などへの移植、薄毛がそこまで進行しないと思われる女性には適した方法と言えます。

逆に、多量の株を植毛する必要がある重度のＡＧＡでは、ＦＵＴ法の方が適しています。

「株の採取」には注意が必要

毛根を破損しないように株を採取することは、極めて大事です。

ＦＵＥ法では、株を採る時に適正な角度で器具を入れなければ、毛根切断が起きることがあります。一つの毛根から３本の毛が生えているとすれば、角度がずれてそのうちの１本を切断してしまうこともあります。

その意味で、医師には手先の器用さが求められますが、ＦＵＥ法に秀でた医師が株の引き抜きを行えば、うまく角度を調整しながら１００％に近い形で毛根切断を避けることができます。

これに対してＦＵＴ法であれば、皮膚を切り取った後に、頭皮の断面を直接観察しながら株の切り分けができるので、毛根切断の確率を限りなく下げることができます。毛根を切断する可能性は、ほとんどありません。

このことから、ＦＵＴ法はＦＵＥ法よりも毛根切断率が低い傾向にある（ＦＵＥ法に習熟した医師が行えば、ＦＵＴ法と同等の成績を出すことは可能）と言えます。

株の採り方に関しては、おそらく将来的に、自毛植毛においてＦＵＴ法、ＦＵＥ法に続くような新しい方法は生まれないと思います。

細かい使用器具などの革新はあると思いますが、ドラスティックな変化はないのではないかと思います。頭皮を切り取った後に縫合する方法が進化したり、ＦＵＥ法で毛根をくり抜く器具が進化することはありますが、株を採り、それを移植するという植毛手術の基本的なプロセスは、今後も変わらないのではないでしょうか。

ＡＧＡに関する医療で、次にブレイクスルーが起きるとすれば、毛根の培養ということになるのではないかと思います。ただ、医療の開発は人命に関わるものが最優先されますから、毛根の培養が一般化するようになるまでには、まだかなりの時間を要するでしょう。

「株の定着」について

手術を受けられる方が不安になることの一つに、「株がしっかり定着するのか？」という疑問があります。結論から言えば、ちゃんとしたクリニックで手術を受ければ移植した株のうち90～95％以上は定着します。

どうすればしっかり定着するかと言えば、まず手術に関しては「なるべく早く、正確に、かつ適切な密度で移植をする」ことで高い定着率が実現できます。また、術後数日は株がしっかり定着していませんので、定着するまでの間の頭皮の管理も大切です。

手術には制限時間があるわけではありません。とはいえ、早く手術が進むに越したことはありません。自毛植毛の場合、頭皮から株を採って移植するまでの間は、株が体から離れて血流がなくなっているため、その時間が短ければ短いほど株が「活きのいい」良い状態で移植ができる、ということになります。何分以内に作業を完了しなければ株が根付かないといった明確なデータはありませんが、一般論から言えば、株を採取したらなるべく早く植えた方がよいはずです。

頭皮に株を差し込むスリットを作成した後の植え込み作業には、大きな手術の場合、終了までに3～4時間くらいかかります。当院では手術を半日程度で終わらせますが、海外のクリニックの場合、2日に分けて手術を行うこともあります。

移植する密度に関しては、「高ければ高いほど良い」というものではありません。「高い密度で移植すればたくさん生えてくれるから、仕上がりが良いのではないか」と思われる方が多くいらっしゃいますが、あまりに高密度で移植しすぎてしまうと、株の定着及び生育に必要な血流が不足してしまい、結果的に株が脱落してむしろ悪い結果に繋がりかねません。移植株同士で血流を奪い合って、共倒れになってしまうのです。適切な密度に関しては次章で詳しく説明します。

株の定着率は経験豊富なクリニックで行った場合、移植毛の90～95％が定着します。それを示すデータも豊富にあります。移植したものが全く根付かないことは、ほぼありえません。

年齢による定着率の違いもありません。若い人ほど定着しやすく、高齢になると定着しにくいといったこともありません。高齢の方でもしっかりと定着しています。

ちなみに、以前は行われていた人工毛を植毛する方法は、安全性に問題があることが分かったため、現在ではほとんど行われていません。仮に人工毛が安全に採用できるのであれば、頭部から株を採る必要がなくなるわけですから理想的ですが、人体が人工毛を異物と判断して、拒絶反応や感染症を起こしてしまうのです。

人間の体は、異物が入ってくるとそれを排除しようとする免疫のメカニズムが働きます。リンパ球などの免疫担当細胞が異物を認識して、排除しようとします。拒絶反応を抑制する薬もありますが、深刻な副作用もあり、植毛のために使用することは到底奨励できるものではありません。

そのようなわけで、米国では20年以上前から人工毛は禁止されています。日本では禁止こそされていませんが、人工毛を植毛しているクリニックは、現在ではほとんどありません。

ＦＵＴ法とＦＵＥ法、どちらが優れた方法なのか

インターネットで自毛植毛について調べていただくと分かりますが、日本ではＦＵＥ法を採用しているクリニックが大多数を占めています。

それらのクリニックの中には、ＦＵＥ法が最新で最も優れた植毛技術であるかのように宣伝しているところもありますが、はたして本当にそうなのでしょうか？　ＦＵＥ法にもＦＵＴ法にも、それぞれメリットとデメリットがあります。

ケースバイケースで、患者さんごとの希望にあった植毛方法を選択するのが最善です。患者さんと医師が十分に話し合ってどちらを選択するのかを決める必要があります。医師は、この患者さんにはＦＵＴ法が適正で、この患者さんにはＦＵＥ法をお勧めするというふうに使い分けることが望ましいと思います。

当院ではＦＵＴ法とＦＵＥ法の両方を行っていますが、それぞれの術式のメリットとデメリットをしっかり説明した上で術式選択をしてもらいます。場合によっては、患者さん

の希望を医師の立場から客観的に判断して、手術はできないと判断することもあります。

患者さんの希望にあった術式を

当たり前のことですが、患者さんの希望に即した術式を選択するべきです。患者さんの希望というのは、その時点の希望のみならず、「将来どうしたいのか」という未来のことも視野に入れるべきだと思います。

現在起こっている問題を解決するのに適した移植範囲、移植密度、必要な株数を提示するのは当然ですが、さらに一歩進んで、今後起こり得る状態を予測して、悪い方向に進んでしまった場合であっても対応できるように治療プランを立案するべきなのです。特にＡＧＡは年齢と共に進行するリスクがありますので、現在ある既存の髪の毛がなくなってきた場合にどう対処するのかが重要です。

FUT法が適した患者像

FUT法は生涯にわたって多くの株数が採取できる方法である反面、後頭部に横一本の傷ができてしまう、というデメリットがあります。そのため手術を行った後は、髪の毛を少なくとも2センチ以上の長さに伸ばしていただくことが望ましいと言えます。

このことから、FUT法が適した患者像とは、

・AGAのステージが進行しており、たくさんの株を移植する必要がある。
・血縁関係に薄毛の人が多い（将来自分もそうなる可能性が高い）。
・将来坊主頭やスキンヘッドにするつもりがない。
・手術の際、髪の毛の広い範囲にバリカンを入れたくない。

以上のように言うことができます。

ＦＵＥ法が適した患者像

ＦＵＥ法のメリットは手術後の後頭部の傷が目立ちにくいことです。採った部分の髪の毛を1センチくらいに伸ばしていただけば、外から傷が見えることはありません。

一方、たくさん株を採りすぎると、採った部分の密度が低下して見た目に影響が出てしまうため、あまりたくさん株を採れないというデメリットがあります。

このことから、ＦＵＥ法が適した患者像とは、

・あまりたくさんの株を移植する必要がない（ヒゲや眉毛への移植を含む）。
・血縁関係に薄毛の人が少ない。
・短髪の髪型にすることが多い（スキンヘッドにはしない）。

以上のように言うことができます。

ヒゲや眉毛への移植も可能

自毛植毛のユニークな点は、移植可能な部位が頭に限らない、というところです。毛が欲しい部分に毛根を移植すればそこで生えてくれるので、希望の部分に毛を生やすことが可能です。これは、ヒゲや眉毛への移植も可能である、ということです。

生まれつき眉毛が薄かったり短かったり、あるいは「年齢と共に薄くなってしまい顔の印象がぼやけてきたので移植したい」という方が眉毛の移植を検討されることもあります。

また、ヒゲに関しては、濃さや生える範囲の個人差が大きいので、「もっと濃くしたい」「もみ上げとアゴヒゲを繋げたい」といった希望で来院される方がいます。一回ヒゲ脱毛を受けたが、あとになってやっぱり生やしたくなった、とご相談を受けることも多いです。

自毛植毛であれば、ピンポイントで生やしたい部分に移植することができるので、希望する移植範囲を指定することができます。このようにデザインしてカスタムできる、というのは自毛植毛ならではの特徴です。

ヒゲ、眉毛の移植で気をつけるべきこと

その一方、注意事項もあります。まず第一に認識しておかなければならないことは、移植部に生えてくる毛は「髪の毛である」ということです。

これが何を意味しているかというと、毛の太さが後頭部の髪と同じ太さ、性質で成長するため、後頭部の毛が太い方だと生えてくる毛も太くなりますし、天然パーマでカールしていたりすると、移植部から生える毛もカールするということです。

太さに関しては、ヒゲの場合は気にならないことが多いですが、眉毛は髪の毛と比べて細いことが多いので気になる可能性があります。また、強い天然パーマの方は眉毛やヒゲの移植はお勧めできません。

第二に認識しておくべき点は、伸びる速さと長さです。ヒゲや眉毛というのは放っておくと、ある程度の長さで成長が止まります。一方、髪の毛をずっと伸ばしておけば長髪に

なってきます。この性質の差が移植した部分で問題となるのです。

移植した毛は髪の毛ですので、その成長速度こそヒゲの方が早いですが、長さは長く伸びます。移植後に放っておくと、だんだん既存毛と移植毛との間の長さの差が出てきてしまいます。

このことから、移植したヒゲや眉毛は定期的にトリミングするなどして長さを揃えておく必要があります。これは移植後ずっと続くので、このようなメンテナンスの手間がかかることを事前に認識しておく必要があるのです。

術後の経過については頭の植毛と同じですが、頭と比べると移植した部分が目立つため、術後しばらくは日常生活に制限がかかります。

頭であれば、移植部のかさぶたは髪型で隠したり、帽子をかぶるなどして隠せますが、ヒゲや眉毛はそういうわけにいきません。昨今はマスクをして外出する人も多いため、移植部によってはマスクで隠すことはできるかもしれませんが、眉毛は目立つ可能性があります。また、局所麻酔薬を移植部に直接打つので、術後1週間ほどは顔の腫れが目立つことが多いです。

このように、頭の移植と比べると術後のメンテナンスに少し手間がかかりますが、これが許容できるのであればヒゲや眉毛の移植を受けていただけます。

なお、ヒゲや眉毛への移植は一般的に頭への移植に比べ少ない株数で済むことが多いことから、ＦＵＥ法での施術で行うことが多いです。

植毛手術の元祖は日本人

現在の植毛医療は、目覚ましい発展を遂げました。以前は株単位に分けずに、直径１センチに頭皮をくり抜き、そのまま皮膚を移植するパンチグラフト法や、切り取った皮膚をそのままはげた部分に移植していました（フラップ法）。あるいは、はげた部分を切り取って、傷口を引っ張るように縫い合わせて、はげの面積を狭めていました（スカルプリダクション法）。

しかし、これでは既存の毛と移植した毛の密度や毛流の方向が全く異なってしまい、整合性がちぐはぐになって、見栄えが悪くなることがあり、不自然な感を免れません。それをカモフラージュするために、例えば手術後の髪型もオールバックにするなど、ヘアスタイルの自由度にも限界がありました。手術した後も、かなり神経を使わなければなりませんでした。

こうした旧世代の手術は、今ではほとんど行われていません。FUT法かFUE法のどちらかが植毛手術の選択になっています。

余談になりますが、植毛に関する研究例を最初に報告したのは日本の医師です。1939年に奥田正二という皮膚科の医師が植毛について報告したのが最初です。しかし、日本語で書かれた論文は世界の注目を浴びることなく、その後の戦争などの影響で、奥田医師の研究はそのまま歴史の闇に埋もれてしまいました。

植毛が本格的に注目されるようになったのは、1950年代です。ノーマン・オレントライヒ医師が、男性の脱毛症に対する移植の例を報告したのが最初です。その後、先に述べた、髪の毛を束でくり抜くパンチグラフト法やフラップ法、はげた部分の皮膚を切り取って、毛がある部分同士を縫い合わせるスカルプリダクション法が行われるようになりました。

その後、1995年になってFUT法が開発され、さらにその後、2001年頃に、従来のパンチグラフトのくり抜き径を小さくしてくり抜くFUE法が考案されました。

手術後に起きる脱毛

FUT法で植毛した場合も、FUE法で植毛した場合も、移植した毛は、術後1か月くらいでいったん全部抜けます。外見的には手術前の状態に戻りますが、毛根の部分は頭皮の下に根付いているので、術後4か月くらいから新しい髪が生え始めます。

生え始めは産毛状の少し頼りない毛ですが、そこから徐々に太く成長していきます。しっかりとした太い髪の毛として揃ってくれるのは、術後1年後です。

生えてくる毛は採取した部分の性質をそのまま受け継ぎますので、採取部がクセ毛であれば移植部もクセ毛として生えてきます。また、クセに関しては、生え始めは強く出て、伸びてくるに従ってクセが弱くなってきます。

改めて言うまでもなく、新しい髪の毛は全て自分の毛です。


手術後の脱毛に関してもう1点、補足しておきましょう。術後には、「ショックロス」という現象が起こることがあります。

これは、もともと生えていた髪の毛の10～15％前後が、手術や麻酔などの影響で、一時的に抜ける現象のことです。ショックロスは、「手術後に見られる既存毛の一時的な抜け毛の増加」と定義されています。ショックロスは、特に女性で見られやすい現象として知られています。

一般的にショックロスが起こるのは、手術してから1～4か月後です。そして術後4か月から徐々に回復してきます。ショックロスには個人差があり、これより少し遅れて回復してくることもあります。

移植毛がいったん全部抜けることは、先に説明しましたが、これとは別にショックロスが起きる可能性もあるということです。

とはいえ、髪の毛が全部抜けるわけではありません。まれに重症のケースがありますが、ほとんどの場合は、ほんの一部が抜けるだけで、外見上は極端な薄毛には見えません。ほとんど気がつかない程度の変化です。もちろんショックロスで失われた髪の毛も、半年～1年後にはまた元通りに生え揃います。

ショックロスは移植した範囲の既存毛が抜ける現象なので、例えば無毛部に移植をした場合（ヘアラインを下げる、火傷痕に移植をする等）にはショックロスは起こりません。あくまで既存毛の間々に移植した際の現象です。

ショックロスの医学的な原因はよく分かっていませんが、植毛手術の影響で、移植範囲の頭皮に軽い炎症反応が起こり、その結果、既存の頭髪の一部で生え替わりのサイクルが攪乱され、毛周期が一時的にずれることではないかと推測されています。手術時の麻酔の影響も指摘されています。

どのような体質の患者さんにショックロスが起こりやすいかを予測することは困難です。ちなみに同じ患者さんが複数回の手術を受けた場合、ショックロスが起こる程度は、毎回ごとに異なります。ほとんど気にならない程度で経過する場合もあれば、逆の場合もあります。初回の手術では気にならなかったのに、2回目の植毛手術後にショックロスが気になる方もおられます。

いずれも、抜け毛の量が増えるのは、ほぼ一定の期間に限られた現象で、この時期が過ぎると通常の範囲の抜け毛の量に落ち着きます。

女性の場合は、ドナー傷の周囲にショックロスが起きやすく、移植した範囲の周囲も、麻酔薬の影響で、手術のあと一時的な既存毛の抜け毛が増えることがあります。

副作用の大半は軽微

手術自体の副作用については、いずれも重篤になることはめったにありませんが、発症そのものの可能性はあります。具体的には、出血、痛み、しびれ、しゃっくり、かゆみ、腫れ、感染症、瘢痕《はんこん》（傷痕）、ニキビ状の吹き出物、神経痛などです。

発生率や程度は、年齢、体質、持病、移植範囲や植毛回数によりかなり個人差があります。以下、それぞれの副作用について説明しておきましょう。

●出血

手術中は皮膚に切開やスリット開けなどの侵襲を加えることから、少量の出血がありま す。

自毛植毛で扱うのはあくまで皮膚の表層部分のみで、そこに太い血管はありませんので、大きな出血が起こることはありません。手術が終わって数日間は、ドナー採取部及び移植部に、にじむ程度の出血が起きることがあります。ほとんどの場合、ティッシュやタオルで数分間、圧迫すれば止まります。ただ、枕は汚れてしまうため、数日は枕にタオルを敷いて寝ていただく必要があります。

非常に低い割合で少量の出血が続くことがあります。その場合は、止血の措置を行いますが、追加縫合が必要になることはめったにありません。

●痛み

ＦＵＴ法、ＦＵＥ法、どちらも局所麻酔で行う手術です。局所麻酔が効いてしまえば手術中に痛みを感じることはありませんが、局所麻酔を打つ際には多少の痛みがあります。ですので、手術を行う最初の段階で点滴から鎮静剤を使用し、少し意識をぼーっとする状態にして、その間に局所麻酔を終えてしまいます。

手術を開始して1~2時間すると意識がはっきりしてきますが、その時点ではもう局所麻酔が効いていますので、痛みの実感はほとんどありません。

手術後の痛みはごく軽度のもので、ほんの数日続くだけです。鎮痛薬を数日分処方しますが、だいたい2~3日で不要となります。

●しびれ

しびれは頻度の高い副作用の一つです。植毛した頭皮の感覚が少し鈍く感じることがあります。「頭にヘルメットをかぶっているような感じがする」と表現される方もいます。しびれは術後1か月ほど続くことがあります。

●吐き気

手術中に使う薬剤の影響で、吐き気を感じることもありますが、翌日にはおさまります。

●かゆみ

ドナー採取部を縫合したあとの傷口は、完全に治るまでは、痒みを伴うことがあります。術後10日から14日頃に起こることがあります。持続期間については個人差がありますが、3か月くらい続くこともあります。

頭皮をシャンプーで洗って清潔にすれば、かゆみはかなりやわらぎます。

●腫れ

移植後の顔の腫れは、副作用の中で比較的頻度の高い症状です。

手術時に移植部に麻酔などを頭皮に打ったため、この液体が術後時間が経つにつれて重力に従って降りてくると、額やまぶたのあたりが腫れぼったくなります。アルコールを飲んだり塩分の多い食べ物を食べると翌日に顔が浮腫むことがありますが、それと似た状態になることがあります。

腫れは通常、術後2～3日くらいで生じてきて、術後1週間くらいで自然におさまります。腫れの程度は個人によってかなりの幅があります。軽い人では、額のしわが少し伸びる程度ですが、重い人では両目の周りが腫れて、目が開きにくくなることもあります。だいたいの人は、額と目の周りが2～3日少し腫れる程度です。長くても1週間以上続くことはありません。目の周りの腫れが目立つ場合は、そのあたりをマッサージして水分を押してあげれば早めに改善します。

●感染症

移植部に感染症が起きることは極めてまれです。感染が起きにくい理由は、頭皮に多数の微小な血管があるため、細菌が繁殖しにくい環境となっているからです。

ＦＵＴ法のドナー採取部の傷は、まれに感染を起こすことがあり、多くの場合抗生物質で治療します。まれに皮膚の下に膿瘍という、膿の溜まりができてしまうことがあり、その場合にはその部分に針を刺して排膿することもあります。

●**肥厚性瘢痕《ひこうせいはんこん》**

ＦＵＴ法のドナー採取部の縫合部が、治る際に盛り上がって治癒してしまうことを肥厚性瘢痕と言います。

もちろん後頭部の髪の毛で隠れるため見た目に影響はありませんが、触れると盛り上がりが気になるという方もいらっしゃいます。そのような場合にはステロイド薬の局所注入療法にて平坦にすることができます。

また、ケロイド体質といって、傷痕がケロイド状になりやすい方がいらっしゃいますが、ケロイド体質が重度の場合には、ＦＵＴ法、ＦＵＥ法いずれであっても傷痕がケロイド化する危険性がありますので、手術を慎重に考えていただいた方が良いケースもあります。

●**ニキビ状の吹き出物**

移植片を多く移植した場合、移植した部分にニキビ状の吹き出物ができることがあります。大きさは、２ミリから３ミリの小さなものです。簡単な治療もありますが、たいていは自然に治癒します。

●神経痛

手術後に、しびれ、軽度の痛み、「ずきずきする痛み」を感じたり、頭皮部の皮膚が敏感になることがあります。多くの場合、1週間から4週間くらい続きますが、ごくまれに解消するまでに数か月かかることもあります。

以上、これらの副作用は、いずれも決して生命に関わるようなものではなく、時間の経過と共に治癒します。

唯一、自毛植毛手術後に残ってしまうのが、ドナー採取部の傷痕です。これはFUT法とFUE法では形が違いますが、生涯残る(完全に消えてなくなることはない)ということは共通です。医師との相談の際に、副作用に関する詳細な説明を受けて、十分に理解した上で手術に臨むことが大事です。

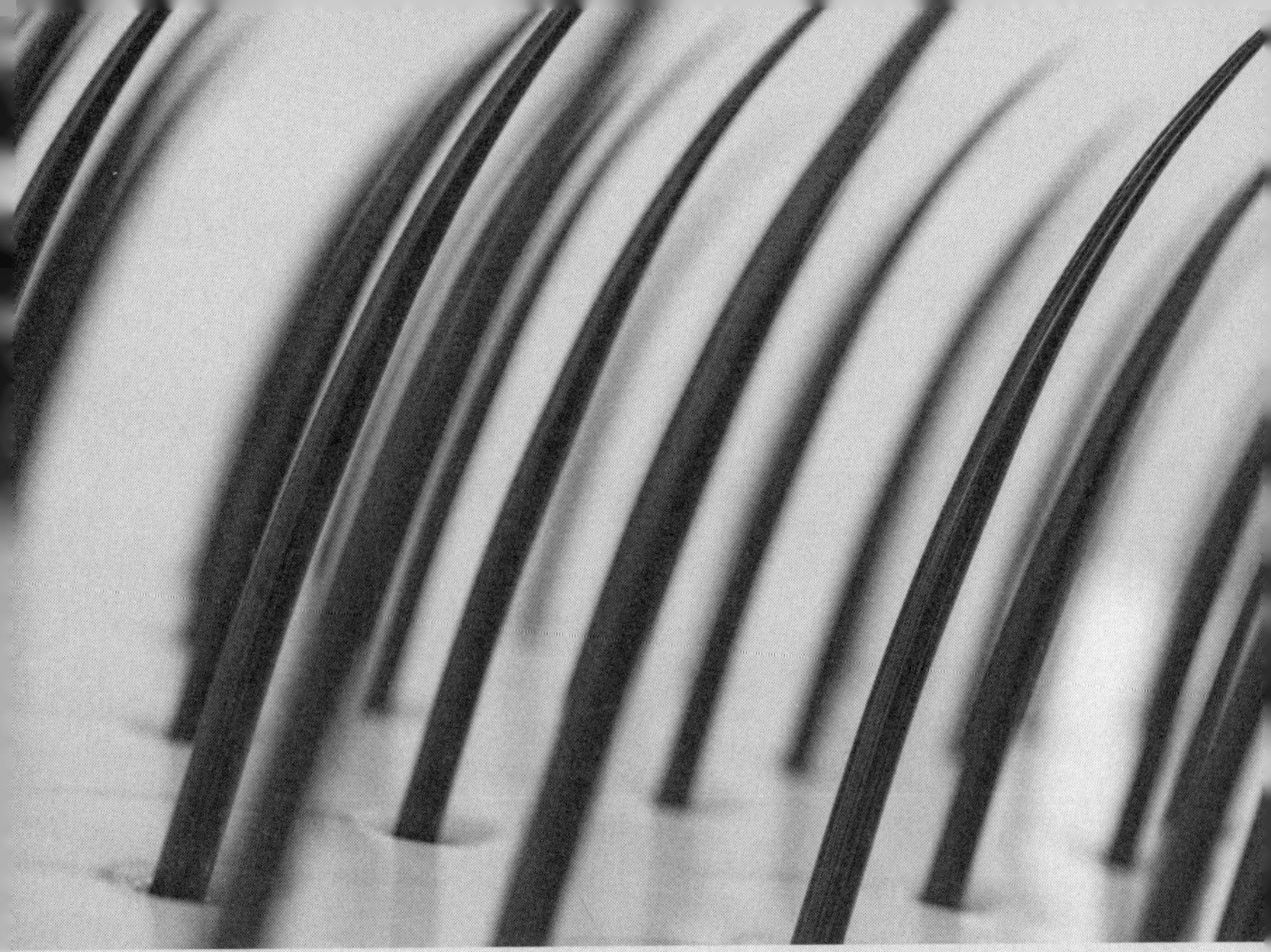

第 3 章

カウンセリングからアフターケアまで

術前カウンセリングの重要性

この章では、手術の準備から手術当日の流れ、手術後の経過と注意点について、当院を例に説明していきます。各工程や内容はクリニックによって異なりますので、詳細は相談されるクリニックにご確認ください。

手術を検討される患者さんはまずは自毛植毛を行っているクリニックに足を運び、術前カウンセリングを受けます。術前カウンセリングは、当院を含め大抵のクリニックでは無料で行っています。ここで患者さんにとってどのような方針で治療をしていくのが適しているのか、手術以外の治療法も含めて相談していくことになります。

手術の適応があり希望される方には、植毛手術は実際にどのようなステップで行われるのか、どこまでの効果が期待できるのかなどについて詳しく説明されます。

この術前カウンセリングには重要なポイントがたくさんあるのですが、その中の一つとして、「手術によってどのくらいの効果が期待できるのか」ということについて、患者さんと医師でよく意思統一を図ることが挙げられます。

これはどういうことかというと、患者さんが手術前に抱く手術後のイメージが、極めて理想の高いものだった場合、期待していた結果が得られず、手術後に失望することがあるのです。

例えば、手術前にカツラを使用していた場合、手術によってそのボリュームを再現することは困難です。これはカツラの毛の密度が生来の密度よりも高いためです。あるいは、髪の毛のツヤが欲しい、といった髪質改善の要望にも応えることはできません。

こうした術前に植毛に対して抱いているイメージと、術後の現実との間の乖離が起きないように、医師は事前にカウンセリングでどの程度まで頭髪の状態を改善できるかを伝える必要があります。

自毛植毛で治療できる程度には限界があり、例えばAGAが進行して頭頂部の髪が全て失われてしまった状態から自毛植毛を行った場合、若いころと同じ範囲に同じ密度で髪を生やすことは非常に困難です。手術で生涯に植毛できる株数には限界があるからです。

また、植毛したからといって、従来よりも髪のツヤが増すわけでもありません。

手術後の経過をよく理解していただくことも術前カウンセリングの重要なポイントです。例えば移植した髪は術後1か月くらいでいったん全部抜けますが、そのことを事前にしっかり説明していないと、患者さんは手術が失敗したのではないかと不安になってしまいます。

自毛植毛は手術後に効果がしっかり出るのに1年くらい時間がかかりますので、手術後すぐに成果が出るわけではありません。髪はじわじわと生えてくるので、その変化が分かりづらく、「本当に生えたのだろうか」と不安になって再来院される方もおられます。

手術前にはこちらで写真をいろいろな角度から撮影し、それをカルテに保管しておきますので、来院いただければ手術前後の比較は容易にできますが、御自身でも手術前の状態の写真を残しておけば簡単に比較できます。

カウンセリングでは事前に、これらの点を十分説明しておかなければなりません。

十分なインフォームド・コンセントをしておかなければ、手術後に不信感が芽生えることもあります。私は、これらの点について丁寧に説明することで、どの程度の成果が期待できるかを患者さんに想定していただくようにしています。

医師によるカウンセリングの重要性

繰り返しになりますが、植毛手術の最初の重要なステップはカウンセリングです。そしてそれは医師が実施するのが理想的だと思います。

当院では、このカウンセリングを全て我々医師が行っています。医師と患者さんの信頼関係は特に重要であるからです。患者さんと医師のスケジュールがどうしても合わない場合は手術担当医が変わることもありますが、原則として、カウンセリングを担った医師がそのまま施術を担当し、担当医が最初から最後まで自分の患者さんをケアします。

クリニックによっては、カウンセラーと医師が役割を分担しているところもあります。その場合、手術前の説明や必要な治療法などについてはカウンセラーが行い、患者さんは手術当日に、はじめて担当医と対面するといった場合もあります。手術の方法や金額も大事ですが、患者さんと医師との相性というのも大切な要素です。

手術前にカウンセリングを受けて、「どうもこの医師とは話が合わないな」と不安に感じた場合はすぐに手術を決断せずに、他の先生を探してみるべきだと思います。このようなことも、医師が術前カウンセリングを担当していないと分かりません。

カウンセリングでは、手術のプロセスを図解するなどして、自毛植毛とはどのような医療なのか、メリットやデメリット、副作用やリスク、注意点などを詳しく説明します。最近は事前にネットでいろいろと情報を取得して来院される方が多いですが、中には基礎的な知識が抜け落ちたままの方や、誤った認識をお持ちの方もいらっしゃいます。そのため、イチからしっかりと説明を受けて理解を深めていただく必要があります。さらに疑問点などがあれば、それが解消されるまでお答えしていきます。

このことから、カウンセリングには時間がかかります。1回のカウンセリングには少なくとも1時間、場合によっては2時間くらいの時間をかけることもあります。十分な時間をかけて、植毛についてご理解いただき、納得の上で治療をお決めになることが重要です。クリニックによって特色があり、先に述べたように医師との相性もありますので、極力複数のクリニックに相談をして、自身に合うところを選ぶようにしましょう。

カウンセリングに来られる方の中には、「その場で契約させられるのではないか」と身構えて来られる方もいらっしゃいますが、もちろんその場で決断する必要はありません。カウンセリングの内容を持ち帰っていただき、じっくり考えてから決めてください。

実際、手術を受けるかどうかをその場で決断される方は多くありません。私はカウンセリングの時によく、「植毛は逃げませんので、じっくり考えてから決めてください」とお話しします。実際、自毛植毛を受けるのに期限はありません。「何歳までに手術を受けなくては遅すぎて手遅れになる」ということもありませんので、御自身で強く受けたいと希望が出てきた時が手術の適切なタイミングなのです。当院の場合、手術を希望される方は、後日電話かメールで伝えてもらいます。

生え際の位置とデザインが顔の印象を決める

患者さんが植毛手術を希望される理由はさまざまですが、今だけでなく、将来も見据えて植毛のデザインを行う必要があります。特に生え際の手術を受ける場合は、最も目立つ部分の手術であるため、デザインが重要なカギとなります。

生え際の位置（高さ）とデザインは、顔の印象を決める上で非常に重要な要素です。生え際がしっかりしていると、顔の印象が若々しくなります。男性の標準的な生え際のデザインには、きちんとした定型があります。当院では、この標準的なデザインで生え際を作ることを基本方針としています。

将来、後悔しないためには標準的な生え際にしておくことが非常に重要です。この定型を無視して、間違った位置に生え際を下げすぎてしまうと、後でそれがおかしいと気づいても、生え際を標準の位置に修正することは困難です。

自毛植毛で生やした髪の毛は生涯生え続けます。このことは一般的にメリットと解されますが、極端なデザインで生え際を作ってしまった場合には、「生涯生え続けてしまう」というデメリットとなってしまいます。

例えば生え際を下げて額を狭くする場合、極端に下げてしまうと、若いころはいいかもしれませんが年をとってから顔とのバランスが崩れて違和感が強くなってしまいます。そうなった後で「修正したい、移植した髪の毛を除去したい」となった場合、レーザー脱毛などを受けるといった手がありますが、せっかく移植した毛をわざわざ手間をかけて除去するというのはやはり望ましくないでしょう。

ですので、生え際は年齢を重ねてからも違和感が出ないような位置、デザインにすることが必要となってくるのです。

今の対策は大切ですが、「将来を見据えた今」の対策を行うことが重要です。

成人男性の標準的なヘアラインはM字型

このところ若い世代の男性の間で、左右の額のそり込みの部分を極端に気にする方が増えています。前髪を下げて左右に分ける髪型にした場合、普段は前髪の下に隠れているそり込みが、風が吹いた時などに見えるのが嫌なのだそうです。そのため左右の額のそり込みを埋める植毛を希望されます。

しかし、実際にはそり込みがあること自体は男性にとって自然なヘアラインの形です。よく「M字ハゲ」と言いますが、成人男性の自然なヘアラインは、鏡を正面から見ると、真ん中より両端が上がって「M字」を描くものなのです。

男性の場合、中学～高校生くらいまでは真ん中と両端が水平なヘアラインのことが多く、それが成人するにつれて左右両端が徐々に上がってM字型のヘアラインに変形していきます。これを「生え際が上がってきた！ＡＧＡだ！」と心配される若年の方が多いのですが、これはあくまで正常な成長過程なのです。極端に両端が上がってきた場合を除いて、薬や植毛などの治療は不要です。

20代前半でいったん完成したヘアラインが、徐々に上がってきた場合にはＡＧＡの進行を疑います。この場合は自毛植毛の適応となってきます。その場合でも、患者さんからの強い希望がある場合を除いて、ヘアラインの真ん中より両端を高く設定してM字を残すようなデザインとします。

なお、女性のヘアラインは真ん中と左右両端の高さが水平な形を描くのが標準的なデザインとなります。

必要な株数及び費用の見積もりを作る

デザインと移植範囲が決まったら、今度は移植面積を測ります。その移植面積と移植密度を掛け合わせると、必要な株数の見積もりを作ることができます。

例えば、移植面積が30㎠だった場合、そこに１㎠あたり35株移植するなら、必要な株数は30㎠×35株／㎠＝１０５０株ということになります。

移植する密度は仕上がりと直結するため、デザイン同様とても重要です。患者さんの年齢や、既存の髪の毛の有無、移植する部位などによって、最適な密度は変動します。

例えば全くの無毛部に移植をする場合は、１㎠あたり40株くらいが一回の手術で移植できる密度の上限です。実際には、ＦＵＴ法で少し多く株が採れた場合にはもう少し濃く入れることが多いのですが、計算上は40株／㎠で考えます。

一方、既存の髪の毛がある部分のボリュームアップという場合では、既存の髪の毛の毛根を傷つけないよう避けながらスリットをあけるため、㎠あたり40株は入りません。より目立ちやすく高い密度が要求される生え際のエリアで35株/㎠、少し密度が低くても仕上がりが良くなることがある頭頂部では30株/㎠で計算することが多いです。

若い方は密度をできるだけ高く希望されることが多い一方、お年を召した患者さんは「あまり濃いと不自然に見えるから、少し薄めに広く入れてもらいたい」と希望されることが多いため、患者さんとよく仕上がりのイメージを共有しつつ密度を決定します。

生来生えている髪の毛の密度には個人差がありますが、後頭部の真ん中の一番密度が濃いエリアで、だいたい55~60株/㎠くらいの密度です。無毛部に移植をする場合の上限密度は40株/㎠で、そのうち90~95%が定着すると考えられるので、実際に生える株数は計算上36~38株/㎠ということになります。

そのため、無毛部に移植をする場合、1回の手術で可能な上限の密度で移植した場合でも、株数で考えると最も濃い部分と比べて低い密度になるのです。ですから、手術して1年経過して生え揃った段階で、もう少し密度を高めたいと希望された場合には、同じ場所に追加で移植術を行うこともできます。同じ場所に2回手術を行えば、既存毛の濃い部分と比べて遜色ない密度が実現できます。

しかし実際には、同じ部位に立て続けに2回手術を希望される方はまれです。というのも、移植に使用する後頭部の髪の毛は太いものが多いので、見た目上は実際の密度以上に濃く見えることが多いからです。またオールバックといった、生え際の密度が目立つような髪型をしなければ気にならないことも多いです。

そのため、大抵の方は無毛部に移植をした場合でも1回の手術で終わります。

見積もりの株数が出れば見積もり費用が出せるため、これをお伝えします。その後、書類や画像を用いて手術の流れや起こり得る副作用、術後の管理方法などについて詳しく説明し、その日のカウンセリングは終了となります。

その日の説明内容や、副作用などについてまとめた紙を参考にしつつ、手術を受けるかどうか、じっくり考えていただきます。

術前検査について

最初のカウンセリングの後、患者さんが手術を受けることを決意された場合は、術前検査として、血液検査を受けていただく必要があります。検査の結果は1週間ほどで出ますので、手術予定日の1週間前までに血液検査を受けていただきます。当院では検査代は手術費用に含まれているため無料です。

なお、遠方にお住まいの方で何度も来院が難しいといった場合であれば、手術を受けるか決めていなくとも、無料カウンセリングの際に採血を受けていただくことも可能です。これであれば来院の回数が「カウンセリング時」と「手術時」の合計2回で済みます。ただ、血液検査を受けたけれど、よくよく考えてやっぱり手術はしない、という判断になった場合は、せっかく受けた採血がムダになってしまいます。また検査代は手術を受ければ無料なのですが、手術を受けない場合は数千円の費用が発生してしまいますので、その点にご注意ください。

手術前に特別な準備をしていただく必要はありませんが、血液をサラサラにする抗凝固薬を普段内服されている場合には、薬剤ごとに決まった日数を休薬してもらいます。FUT法を受ける場合は、術後すぐに傷を隠せるよう後頭部の髪の毛を4センチ以上に伸ばしてきていただく必要があります。

患者さんは手術の当日に来院

患者さんには手術の当日、朝の8時半くらいにお越しいただき、担当医が最終カウンセリングを行います。この場で頭髪をどのようなデザインにするかを再確認します。実際に手術が始まるのは9時半くらいです。

点滴のためのラインを腕にとり、株を採る部分にバリカンを入れます。FUT法では帯状にバリカンが入り、FUE法では広い範囲にバリカンが入ります。バリカンを入れた後、拡大鏡を使って採取部の毛根の密度を測定し、どのくらいのサイズでドナー採取すれば目標とする株数が採れるかを計算します。

椅子に座って手術

手術は椅子に座った姿勢で受けます。患者さんは、理髪店や美容院などで使うようなリクライニング椅子に座って、手術を受けます。株を採る時には、首を前に倒しておへそを見るような前かがみの姿勢になっていただきますが、植え込みの際には、リクライニングを倒して仰向けの姿勢となります。

場合によっては、専用の台に頭を固定していただくこともあります。最初に消毒、麻酔をして、頭部から毛の株を採るプロセスに入ります。

植毛する株数によって手術の時間は異なりますが、おおむね午後の1時から4時の間くらいには完了します。手術が終わると、患者さんは当日に帰宅できます。なお、鎮静剤を使用することから、手術当日には自動車や自転車の運転は控えていただきます。

局所麻酔を実施

植毛手術では、局所麻酔を行います。全身麻酔で植毛手術を実施しているところは国内にはありません。

当院でも局所麻酔を行うので、手術の間も患者さんの意識はあります。ただ、手術の最初に使用する鎮静剤が眠気を催すので、最初の1時間か2時間は寝ている患者さんもおられます。その間に局所麻酔が終わり、意識がはっきりしてきた頃には局所麻酔が効いて痛みがなくなっていますので、ほとんどの方は手術中痛みを感じることはありません。

麻酔が効いてくるのを待って、ドナー採取を行います。FUT法であれば、目標とする株数が採取できるよう採取する頭皮の幅と長さを計算して、その結果に合わせてメスを使って頭皮を切除していきます。

頭皮は帯状に切除され、これを別の場所に持っていき、医師の指示の下、経験豊富な看護師のチームが株単位に分解していきます。その間に医師が後頭部の傷を糸で縫合していきます。創部の縫合が終わったくらいのタイミングで株の作成も終わりますので、今度は移植部の作業に移ります。

移植部の作業

移植部によってリクライニングの角度や高さを調整し、最適な態勢で株を差し込むためのスリット作成をします。

このスリット作成は、事前に決めたデザインに沿って最適な密度で作ることが要求される作業で、仕上がりに直結する部分ですので特に高い集中力を持って行うステップです。無毛部であれば1㎠という狭い面積に40個ほどのスリットを開ける必要があるので、とても緻密な作業であることが分かるかと思います。

この段階で、だいたいお昼過ぎくらいになっており、この頃になると鎮静剤の効果がなくなるため、大半の人が起きておられます。患者さんは、希望があればテレビや映画を見ることもできます。

スリットの作成が終わると、スリットに株を差し込んでいく作業に移ります。この作業は看護師のチームが2～3人で、医師の指示に従って移植範囲を手分けして一気に植え込んでいきます。

全ての株を植え込んだら、医師が傷及び移植部分の最終チェックを行い、問題がなければ手術終了です。

手術部を洗浄し、包帯を巻いて術衣から着替えていただき、最終的に移植した株数をお伝えします。手術後の日常生活の注意点や処方する薬の使用方法などを説明し、帰宅となります。

当院の東京本院はホテルの中にあるので、遠方からの患者さんの中にはそのホテルに宿泊する方もおられます。手術の前日、あるいは手術した日に宿泊することもできます。

このように、自毛植毛手術は1日で全工程が終わる日帰り手術です。株を採った後、傷口を縫合した糸が残りますが、当院ではこれに自然に溶ける性質の糸を使っているので抜糸の必要はありません。

その後は、何も心配なことがなければ手術日以降は一度も来院されない患者さんも多くいらっしゃいますが、抜糸や経過チェックなどのアフターフォローを希望される患者さんは、予約をとっていただいた上で再来院していただけます。なお、当院では術後のチェックや、何かあって追加の処置が必要な場合は、全て無料で対応しています。

手術後の注意点

手術後、「植毛した毛が育たない」、あるいは「毛が生えた時に量が少なくなってしまう」といった場合、いくつかの原因が想定されます。

まず、移植毛の毛包部が生着する前に機械的刺激（こすってしまう、ぶつけてしまう）などで脱落してしまった場合です。移植した株の毛根部分が頭皮の下に根付くのには手術から3～5日間くらいの期間が必要で、その前に何らかの原因で刺激が加わって、せっかく移植した株が毛根ごと抜けてしまうとその部分は生えなくなってしまいます。

手術後3日以内くらいの間に「頭をゴシゴシかいた」、あるいは「痒いからこすった」

といったことは控えていただく必要があります。カウンセリングでこのことを説明すると、よく「寝ている時に無意識に頭をこすってしまわないか心配です」と相談されるのですが、就寝時に頭をかいて株が脱落してしまった、という例は経験したことがないので、そこまで心配する必要はありません。あくまで日中、意識がある時間だけ注意していただければ大丈夫です。

手術後に移植部の痒みが生じることがありますが、その対策としては、氷を当てて冷やすと、痒みがだいぶおさまります。ともかく最初の3日間は、移植した患部に摩擦を加えないことが大切になります。

移植部には術後1週間くらいかさぶたが残ります。この期間でかさぶたの部分の血流が良くなりすぎると、じわじわと出血することがあるので、深酒や激しい運動、長風呂、それにサウナも控える必要があります。飲酒は、少量であれば問題ありません。

術後の運動に関しては、ウォーキングやジョギングくらいで軽く汗を流す程度であれば大丈夫です。1週間を過ぎれば、こうした制約が全てなくなります。

寝る時に注意することは？

夜、眠る時の姿勢ですが、これも移植した部分に摩擦を加えないような体勢で寝ていただくことが必要です。

自毛植毛を行う頻度が最も高い生え際～前頭部の手術であれば、仰向けに寝ても大丈夫です。一方、つむじより後ろの後頭部に移植をした場合では、仰向けで寝ると枕が直接移植部に当たってしまいますので、首枕で移植部を浮かしてもらったり、あるいは横向きで寝てもらう必要があります。うつ伏せにならなくても大丈夫です。そこまでしなくても問題はありません。

ＡＧＡを対象とした植毛ではなく、例えば、やけどによって毛が抜けてしまった患者さんに対する手術では植毛の位置がまちまちになるので、植毛した箇所とは反対側を枕にすることが基本です。椅子に座って眠る方もおられますが、普通は、そこまでする必要はありません。

ショックロスの対策

前章で述べましたが、手術後に、もともと移植部に生えていた既存毛が一時的に抜けてしまうショックロスが起こることがあります。ＡＧＡ治療薬のフィナステリドを内服するとショックロスの程度を和らげる可能性がある、というデータがありますので、ショックロスが心配な場合には内服していただいても良いと思います。

ショックロスで一時的に薄毛が増悪した場合には、ケラチンパウダーを使用して頭皮を目立たなくさせることもできます。

カツラを外すタイミング

カツラを使っていた患者さんが植毛手術を受ける場合、手術後にカツラを外すタイミングを考える必要があります。

カツラというのは人間の頭皮の髪以上の密度で作られているため、自毛植毛でカツラの密度を再現することはできません。カツラを使用している状態と、自毛植毛が生え揃ったあとの状態を比較すれば、後者の方が髪が薄く見えてしまう可能性があるのです。

周りの人はカツラを使用していることを知らない場合がほとんどなので、実際には自毛植毛で毛量が増えたにもかかわらず、対外的には毛量が減ったと捉えられてしまう可能性があるのです。

患者さんにとっては悩ましい問題ですが、そもそも自毛植毛を希望されている方はカツラを継続することがストレスになっているので、思い切ってやって良かった、と満足される方が多いです。

自毛植毛で移植した髪は、あくまで自分の髪である

植毛手術を受けた後、毛が生え揃えば特別なケアやメンテナンスは必要ありません。自毛植毛で移植した髪は、生え揃えば自分の髪と全く同じものですので、洗髪や髪の染色、

それにパーマなどにも制限はありません。髪型も自由ですし、激しいスポーツや水泳なども制約なく楽しむことができます。

黄色人種の髪の毛は平均して1か月に1センチくらい伸び、これは植毛した髪も同じです。仕上がりが自然で、違和感なくボリュームアップもできます。

すでに述べたように、自毛植毛のドナーに使うのは、頭髪の中で、太さや髪質の状態が一番よい後頭部の髪です。ドナーの毛根組織を薄毛の部分に植えるので、移植した後に生えてくる髪は、もとのドナーと同じ髪質となります。つまり、自分の髪の中で、最も太さや質が良い髪が生えてくると言えるのです。

ただ、自毛植毛は今ある髪を薄毛部分に分配し、髪全体のバランスを整えることを目的としているので、髪の総数自体は増えません。

手術後の傷痕の再処置

繰り返し述べているように、毛根を採取した箇所は傷痕が残ります。FUT法の場合は、後頭部を水平方向に走る細い線状の縫合痕が残ります。しかし、髪の毛で隠れるので、ほとんど分かりません。

ＦＵＥ法の場合は、米粒大の痕がくり抜いた数の分だけ残りますが、これについても、ＦＵＴ法の場合と同じように、ある程度の髪の長さがあれば、外から見て目立つことはありません。

ただ、まれに体質などが要因で、太い傷口が残ることがあります。それを何とかしてほしいと要望される患者さんもおられます。ケロイド体質の人に起こりやすい現象なのですが、その場合は、そこにステロイド注射を打って、盛り上がりの程度を抑えます。

あるいは、患者さんが２回目の手術を希望される場合は、盛り上がった部分を傷ごと切り取って縫い直します。

また、ヘアタトゥーという色素を皮膚にしみ込ませて黒い斑点を付ける方法もあります。そうすると周りと見た目の差がなくなり、目立ちにくくなります。

ただしヘアタトゥーは、タトゥーという名称と裏腹に、数年で徐々に薄くなって消えてきてしまいますので、数年ごとに打ち直す必要があります。

ＦＵＥ法で毛根をくり抜いて、ＦＵＴ法の傷に移植する方法もあります。そうすると傷から毛が生えるので、傷はほとんど見えなくなります。こうしたリカバリーの方法で傷を目立たなくすることが可能です。

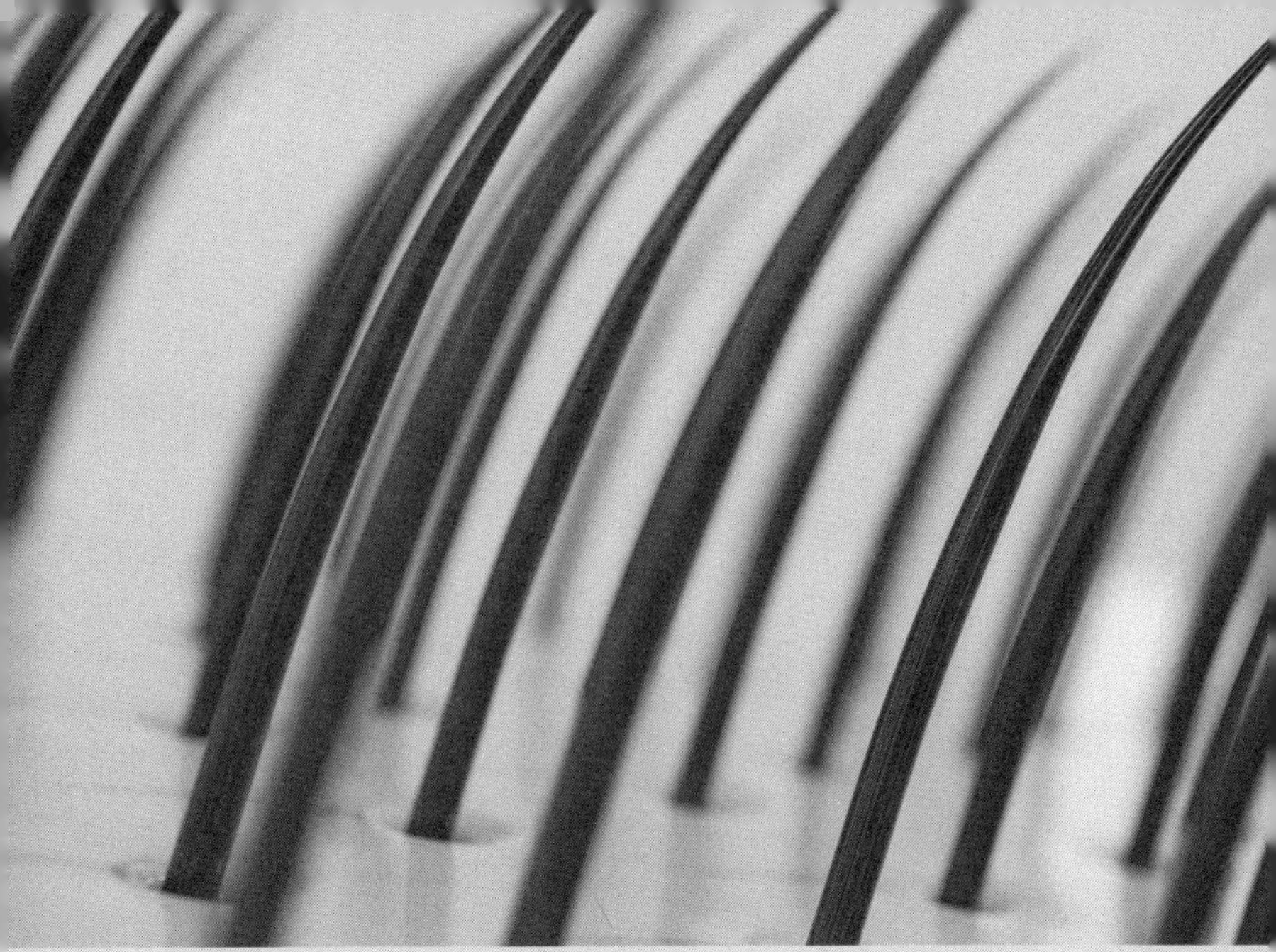

第 4 章

薬物療法については、どのように考えればいい?

ＡＧＡの薬物療法について

ＡＧＡに効果のある薬剤としてフィナステリド、デュタステリド、ミノキシジルといった薬剤が使われるようになって、ＡＧＡ治療は大きな変化を迎えました。

それまでは薬効の定かでない増毛剤に頼っては裏切られ、というのを繰り返していたのが、エビデンスのあるしっかりとした薬剤が出てきたのです。これら薬剤によって、世のＡＧＡに悩む方々は大きな恩恵を受けました。

ただし薬物療法も、残念ながら万能というわけではありません。これもメリットもあればデメリットもあり、それを正しく認識して自分に適した治療を選択する必要があります。この章では、薬物療法にフォーカスしてＡＧＡ治療を見ていきたいと思います。

ＡＧＡに対する治療として、薬物療法は自毛植毛よりも広く普及しています。薬剤の使い方は多様で、薬剤単独で治療することもあれば、自毛植毛などの他の治療を組み合わせて行う場合もあります。例えば最初に薬物療法を試して、顕著な成果が見られなかった場合に植毛手術に踏み切る、といったケースもあります。

さらに植毛手術を受けた後、ショックロスのリスクを軽減したり、より活発に発毛を促すためや既存毛の維持などのために、補助的にこうしたＡＧＡ治療薬を使うこともあります。ＡＧＡの治療の中で、薬剤が最も大きな領域を占めていることは紛れもない事実です。

その一方で、頭頂部にはよく効いてくれるが生え際にはあまり効かないこと、効果が出るまでは半年から1年くらい続けてみる必要がある（即効性がない）、毛周期に影響を与えるため一時的に抜け毛が増えることがある（初期脱毛）、効果は使用している期間しか出ないため、効果が出ている間はずっと使用し続ける必要がある、などの注意点もあります。

薬剤の個人輸入は危険

ＡＧＡ治療の最も普及している治療が薬物療法であり、それに伴いインターネット上にはその広告が溢れています。これらの広告を見ると、薬物療法によって手軽に、全てのAGAの悩みが解決するかのような印象がありますが、残念ながらそれは真実ではありません。後述するように検討する必要のある問題をいくつか孕んでいます。

当院にカウンセリングにいらっしゃる方への問診では、必ずこれまでの薬物治療歴について確認するのですが、中には患者さんが海外から薬剤を個人輸入されているというケースがあります。このような薬の個人輸入では、薬がどこでどのように製造されているかはっきりせず、品質に問題がないとも限りません。

実際、バイアグラなどでは個人輸入した薬剤が偽造されたもので、偽造薬剤による健康被害の報告もあります。薬剤の作用機序や効果をよく理解せずに内服していることも多く、フィナステリドとデュタステリドの併用療法を自己流で行っているような方もいます（後述しますが、この2剤の併用はナンセンスですし危険です）。

しかも、用量までも自己流にアレンジして、薬を飲んでいるケースもあるのです。「毒と薬は紙一重」ということわざもあるように、しっかり用法用量を守らないで薬剤を服用するのは、無益であるのみならず危険な行為です。

薬剤を個人輸入する人が増えているのは、個人輸入では値段が安くなる傾向があるからです。しかし、誤った使い方をして薬の副作用が出れば元も子もありません。程度の差こそあれ、薬剤に副作用は付き物であるからです。それゆえに薬は医師の診察を受けてから、医師に処方してもらうものなのです。

通信販売で販売している育毛シャンプーやサプリメントの類いに飛びつく人もいますが、実感が得られるほどの増毛効果があるわけではありません。確かに「配合されている成分」の中には、若干は髪が増えたというデータを示しているものもあり、全くデタラメなデータとまでは言えませんが、実感が得られるほどの発毛効果は期待できません。基本的にサプリメントの類いには、ＡＧＡを治療する効果はありません。過度な期待は控えておきましょう。

医学的なエビデンスのある薬剤は？

現時点で、強い医学的エビデンスがあるＡＧＡ治療薬は3種類しかありません。フィナステリド、デュタステリド、ミノキシジルです。これらの薬剤は、日本皮膚科学会が作成した「2017年版AGA診療ガイドライン」において、男性型脱毛症の治療としていずれも最高ランクの推奨度A（行うよう強く勧める）を獲得しています。

フィナステリドとデュタステリドは同じタイプの薬です。フィナステリドの効き目をより強くしたものがデュタステリドです。一方、ミノキシジルは、全く別の作用機序を持った薬です。

●フィナステリド

フィナステリドは、商品名がプロペシアとも呼ばれている薬で、6〜7割の人に一定の効果があると言われています。効果は年齢や薄毛の部位によって異なります。

年配者よりも20〜40代で効果が顕著に現れやすいというデータがあります。また、薄毛が始まって間を置かずに服用するとよく効くとされています。毎日1mg内服することで、半年から1年後には効果が現れます。

第1章で述べたように、AGAの出現には「テストステロン」という男性ホルモンの働きが関係しています。このホルモンは、男性らしい身体や生殖機能を形成する上で重要なホルモンなのですが、体内で「５α還元酵素」（５αリダクターゼ）と呼ばれる酵素と結合すると、ＡＧＡを発症させるジヒドロテストステロン（以下、ＤＨＴ）に変化します。

このＤＨＴが、毛包を形成する細胞の受容体（アンドロゲン受容体）に結合すると、毛周期の成長期を短縮し、毛髪の成長を阻害します。その結果、髪の成長に悪影響を及ぼすのです。

そこで薬剤により「５α還元酵素」をブロックすることで、テストステロンからＤＨＴに変換されることを防ぎ、ＡＧＡの進行を遅らせるわけです。

副作用として、男性ホルモンに影響を与えることから、ごくまれに男性機能が落ちることがあります。具体的には性欲の低下や勃起不全（ＥＤ）を発症する可能性があります。また、乳房が膨らむ「女性化乳房」という副作用が起こることもあります。副作用ではありませんが、この薬剤は前立腺がんの腫瘍マーカーであるＰＳＡという値に影響を与えるため、人間ドックや健康診断でＰＳＡを測定した場合は、フィナステリドを内服している旨を申告する必要があります。

これらの副作用はいずれも、服用を中止すればもとに戻ります。しかし服用を中止すると発毛効果も消失してしまいます。

●デュタステリド

一方、デュタステリドは、フィナステリドよりも強い育毛効果が期待できる薬です。デュタステリド0・5㎎とフィナステリド1㎎の服用者を比較すると、デュタステリドを服用していた人の方が発毛効果が高かったことが臨床試験で分かっています。

フィナステリドとデュタステリドは、いずれもAGAを促進する「5α還元酵素」をブロックする薬です。この「5α還元酵素」は二つのサブタイプに分かれ、このうちタイプⅡのみをブロックするのがフィナステリドで、タイプⅠとⅡの両方をブロックするのがデュタステリドです。

このことから、デュタステリドはフィナステリドよりも高い発毛効果が期待できます。その一方で、副作用の発現頻度も若干ですが高くなります。副作用の内容はフィナステリドと同様で、性欲低下、勃起不全、女性化乳房などが起こることがあり、前立腺がんの腫瘍マーカー（ＰＳＡ）の値に影響を与えるため、検診などでは必ず内服していることを申告いただく必要があります。

米国食品医薬品局（ＦＤＡ）は、これらの「５α還元酵素阻害薬」を薄毛を改善する薬品として有効性を認めています。

軽度と中程度のＡＧＡ患者を対象とした米国での臨床試験によると、服用を開始してから2年後に83％の被験者でＡＧＡの進行が止まりました。また、そのうちの67％で毛が濃くなりました。

その一方で、ＡＧＡが進行してすでに薄毛になってしまった場合は、あまり効果は期待できないという結果になりました。

しかも、服用を中止すると数か月から半年で効果が消えます。言葉を換えると、ＡＧＡを完全に治すことはできません。

これらの薬はいずれも肝臓で代謝されて体外に排出されますので、肝機能障害が起こることがあります。そのため、もともと持病として肝機能障害がある方は服用を勧められません。

前立腺がんの治療で発毛を観察

余談になりますが、私は医学部を卒業した後、泌尿器科に入局し、泌尿器科医として10年以上臨床に携わっていた経歴があります。

泌尿器科が扱う病気に前立腺肥大症や前立腺がんがあります。これらの病気は、いずれもテストステロンによって発症したり増悪するため、その治療としてよくホルモン療法と呼ばれる治療を行います。このホルモン療法の副次的反応として、髪の毛が増えるという現象が観察されるのです。

実際、前立腺肥大症として使用される薬剤の中には、前述したデュタステリドと同じ成分のものもあります。名称は異なりますが、中身は同じものなのです。

「ホルモン療法」の考え方は、テストステロンの産生・受容体への結合をブロックすることで前立腺のがんや肥大の進行を抑える、といったものなのですが、この機序は、ＡＧＡ

の薬物療法と似たアプローチです。前立腺がんの治療でテストステロンの産生を抑えると、その代謝産物であるＤＨＴの濃度も下がりますので、ＡＧＡの治療にもなるのです。泌尿器科にいた時、治療中の患者さんが、「髪の毛が最近ずいぶん増えてね」と話されていました。もちろん増毛が目的で治療しているわけではありませんから、患者さんには、それについて嬉しいといった感情はありませんが、私にとっては、ＡＧＡ治療について考える一つのヒントになりました。

また、私のいた医局は男性不妊や男性性機能など、アンドロロジー（男性学）に強かったため、そこで研鑽を積む間に自然とテストステロンの作用などについて関心を持ち、そこからクロスオーバーするようにＡＧＡへの興味が湧いて勉強しているうちに、現在の分野に足を踏み入れていた、という経緯があります。

ちなみに私は、最初からデュタステリドを処方することはあまりしません。

基本的にフィナステリドを出して、あまり効果が現れない場合にデュタステリドに切り替えます。デュタステリドの方が効き目がある反面、副作用のリスクも高く、また薬剤も高価だからです。

ただ、処方の方針については医師により異なりますので、最初からデュタステリドを使うという医師もいると思います。

ちなみに、女性や子どもに対してはフィナステリドやデュタステリドを投与してはいけません。高齢の女性であればそれほど問題はないと言われていますが、基本的に女性は処方の対象外です。特に、妊娠している可能性のある女性は要注意です。

子どもが飲んだ場合は、子どもの性器の形成に影響が出ることもあります。したがって、事故を避けるためにも子どもの手の届かないところに薬を保存するなど、薬をしっかり管理することが重要です。

フィナステリド、デュタステリドは、前立腺がんの腫瘍マーカーに影響する

フィナステリドとデュタステリドは、前立腺がんの腫瘍マーカーであるＰＳＡ値を下げ

る働きがあることは注意が必要です。

ＰＳＡ検査は広く普及していて、検診や人間ドックを通じて前立腺がんの早期発見に寄与していますが、そのＰＳＡ値がＡＧＡ治療薬の影響で低く表示されれば、がんを見落としてしまう可能性があります。

したがって、これらの薬を内服している時に、ＰＳＡ値を測定する場合、注意を要します。健康診断で低い数値が出ても、実は高い数値である可能性もあるからです。

特に近年、これらの薬剤を20代、30代で飲み始める方が非常に増えています。これらの方々がこの先数十年内服を継続した場合、いずれＰＳＡを測定する年齢になりますが、その時、服用によりＰＳＡ値が低くなることを知らないでいると大きな問題となる可能性があります。

20代や30代でＰＳＡ値を測ることはほとんどありませんが、50歳くらいになると、健康診断で測定するようになります。その際に、薬剤に対する正しい知識がなければ、前立腺がんを見逃してしまうリスクが出てくるのです。

投薬をやめて、ＰＳＡ検査に影響が出ないレベルに戻るまでに、３か月から半年くらいの時間を要すると言われています。したがって、1年前に投薬をやめたのであれば、測定されたPSA値の数値をそのまま評価しても問題ありませんが、2か月前に投薬をやめたばかりであれば、測定結果をどう判断すべきなのか難しい課題になります。

推奨される方法は、投薬を途中でやめるのではなく、測定したPSA値を2倍にした値を目安に判断することです。

フィナステリドやデュタステリドは、男性不妊のリスクになるのか

フィナステリドやデュタステリドは男性ホルモンに影響を与えるため、精子の数にマイナスの影響を与えることがあります。ただし多くの男性の場合、精子数は妊娠に必要な最低限のラインを大きく超えているため、AGA治療薬を内服して多少精子数が減っても妊娠に至るケースが大半です。

その一方、何らかの原因でもともと精子数が少ない男性の場合は、AGA治療薬の内服

によってさらに精子数が減ってしまえば不妊になる危険性が出てきます。例えば精索静脈瘤という病気は造精能を下げて男性不妊の原因となりますが、これがある方がＡＧＡ治療薬を飲むと、さらに精子数が減ってしまいます。

結論から言えば、妊活を行うにあたって、必ずしもＡＧＡ治療薬を中止する必要はありません。大抵の場合は自然妊娠が得られます。

ただし1年妊活を行っても妊娠が得られず、不妊治療を受ける場合にはＡＧＡ治療薬は中止したほうが無難でしょう。不妊の原因は男女半々ですので、男性側に原因がなくて精液検査の結果が問題なければ中止せずともよいかもしれませんが、不妊治療を行っている際は少しでも妊娠の可能性を高めたいので、できれば中止した方がいいでしょう。

なお、ＡＧＡ治療薬を中止すれば精子数は戻りますが、フィナステリドに比べデュタステリドの方が戻るまでに長い期間が必要ですので、デュタステリドを内服している場合には早めの休薬を心掛けてください。

ミノキシジルについて

すでに述べたように、フィナステリドとデュタステリドの他に、ミノキシジルという別のタイプのＡＧＡ治療薬もあります。これは、頭皮に直接塗るタイプの外用薬と内服薬があります。

ミノキシジルには、薄毛の進行を遅らせたり、抜け毛を減らす効果が報告されています。この薬はもともと降圧薬として使用されていた経緯があります。血管拡張作用によって血圧を下げるために使われていたものが、「使用していると多毛という副作用が出てくる」ことが確認されたためにＡＧＡの治療薬として使われるようになったのです。

血管を拡げ、血流を亢進することにより毛乳頭細胞へより多くの栄養素や酸素を運ぶため、ＡＧＡの症状だけでなく、他の脱毛症にも効果があります。ただしこちらも、効果が現れるまでに少なくとも４～６か月かかります。

しかし、「血流を改善すれば発毛効果が見られる」のであれば他の降圧薬にも同じような薬効がありそうですが、実際には他の血圧を下げる薬で増毛効果が観察できるものはありません。増毛効果が認められるのはミノキシジルだけなのです。

ミノキシジルには血流亢進以外にも、髪の毛の毛乳頭細胞の増殖作用を活発化したり、毛母細胞という髪の毛をつくる細胞が壊れるのを抑制するような作用もあるのです。ただし、ミノキシジルによる発毛のメカニズムにはまだ分かっていないところも多いのです。

それでも実際の発毛効果が認められることから、ＦＤＡは、フィナステリドと同様にミノキシジルも育毛に有効性がある薬品として認定しています。さらにその後、市販薬として認定しました。

その結果、ミノキシジルは医師の処方箋なしに薬局やスーパーでも入手できます。

また、ミノキシジルは女性も使えます。前述の通りフィナステリドなどは女性に適応がありませんので、女性が安全に使える薬剤で、ガイドラインで高い推奨度を獲得している薬剤はミノキシジルのみとなります。

副作用としては、血管が広がって血圧が下がるので、低血圧の方が使用すると立ちくらみに襲われることもあります。動悸を感じることもあります。これらの副作用は外用薬でも見られますが、内服薬で特に頻度が高く認められますので、わが国のガイドラインではミノキシジルの外用薬のみを推奨しています。

アメリカなどでは内服薬が使用されることも多いのですが、適切な用量に関しては議論があり、定まった結論には至っていません。

ミノキシジルは効果が現れるまでに、最低でも4か月から6か月を要します。また、前頭部に及ぼす効果は限定的で、生え際のあたりに対するミノキシジルの効果は、産毛が増える程度のものであることが多いです。

薬効は使用継続中のみ見られ、使用を中止すると効果も消失するのはフィナステリドなどと同じです。

その他の薬剤について

これまでに挙げた3種類の薬剤がＡＧＡ治療薬として強いエビデンスを持ち、広く使われているものですが、それ以外にもいくつか治療薬として使用されているものがあります。

スピロノラクトンという薬は、ミノキシジルで効果がない女性型脱毛症に使用されることがある薬剤です。これも元来は降圧薬として使われているものなのですが、抗男性ホルモン作用があるため女性の脱毛症に使用することがあります（男性には使用しません）。

ただしこの薬剤には副作用として電解質異常（高カリウム血症）というものがあり、これが致死性不整脈の原因となることから、使用には注意が必要です。使用する場合はなるべく低用量で、かつ定期的な血液検査を行うことが推奨されます。また腎機能が悪い方は使えません。

アデノシンは男女ともに使用可能な外用薬で、ミノキシジルと同じように頭皮の血流を亢進させることで発毛を促す薬剤です。ガイドラインの推奨度は男性はB（行うよう薦める）、女性はC1（行っても良い）です。

カルプロニウム塩化物は円形脱毛症などに対する外用薬として使用することがある薬剤で、やはり頭皮の血流を促進して発毛を促す効果があります。AGAに対するエビデンスは多くないのですが、その他脱毛症に対する実績があるためAGAに対しても使用されることがあります。ガイドライン推奨度はC1（行っても良い）です。

また少し毛色の違うものとして、ケトコナゾールシャンプーというシャンプーがあります。これは抗真菌薬（カビに対する治療薬）ですが、フケの原因がカビなので、フケを抑えて頭皮環境を改善させる効果があります。直接的にAGAを治療するものではありませんが、いわゆる育毛シャンプーよりはこちらを使用する方が良いかもしれません。男女ともに使用可能で、ガイドラインの推奨度はC1（行っても良い）です。

自毛植毛とAGA治療薬

当院ではAGA治療薬も取り扱っており、ケースバイケースで自毛植毛と使い分けたり併用したりしています。ポイントは、AGA治療薬は頭頂部にはよく効果が出てくれるが、生え際や前頭部への効果は限定的であることです。

このことから、頭頂部のAGAで悩んでいる方には、まず半年～1年程度薬で治療し、その効果があまり出ないか不十分であった場合には自毛植毛に進みます。

一方、生え際の薄毛で悩んで来院される方には、自毛植毛のよい適応となります（ただし、薬が前頭部に絶対効かない、というわけでもありませんので、使用してもよいとは思います）。

前頭部から頭頂部にかけての広い範囲のAGAが見られる患者さんであれば、後ろは薬で治療し、前は植毛で治療するといった併用療法を行うことが多いです。どちらの治療法も効果が出るまでおおよそ1年ほどかかりますので、同時に開始してしっかり効果が出てくれれば、1年後には見違えるようになっている可能性があります。

頭頂部にしばらくAGA治療薬を使用したが満足な効果が得られなければ、自毛植毛に進みますが、この場合に薬を続けるか中止するかは悩ましい問題です。

というのは、薬には目に見えて効果が実感できる「増毛の効果」のほかに、AGAの進行を遅らせて抜け毛を減らす「維持の効果」もあるからです。頭頂部に植毛して良い結果が出ても、既存毛が抜けていってしまうと将来的にまた薄毛になってしまう可能性があるため、頭頂部の手術を行う場合は極力薬も継続した方がよいと考えます。

一方、生え際や前頭部への効果を期待して薬を開始したが効果が出なかったため自毛植毛に進んだといったパターンでは、手術後に薬はやめてしまっても問題はありません。

このように、自毛植毛とAGA治療薬はお互いを補完し合う関係ですので、どちらか一方が優れているというようなものではなく、患者さんの年齢や薄毛のパターン、将来の希望などを総合的に勘案して上手く使い分けていくべきものなのです。

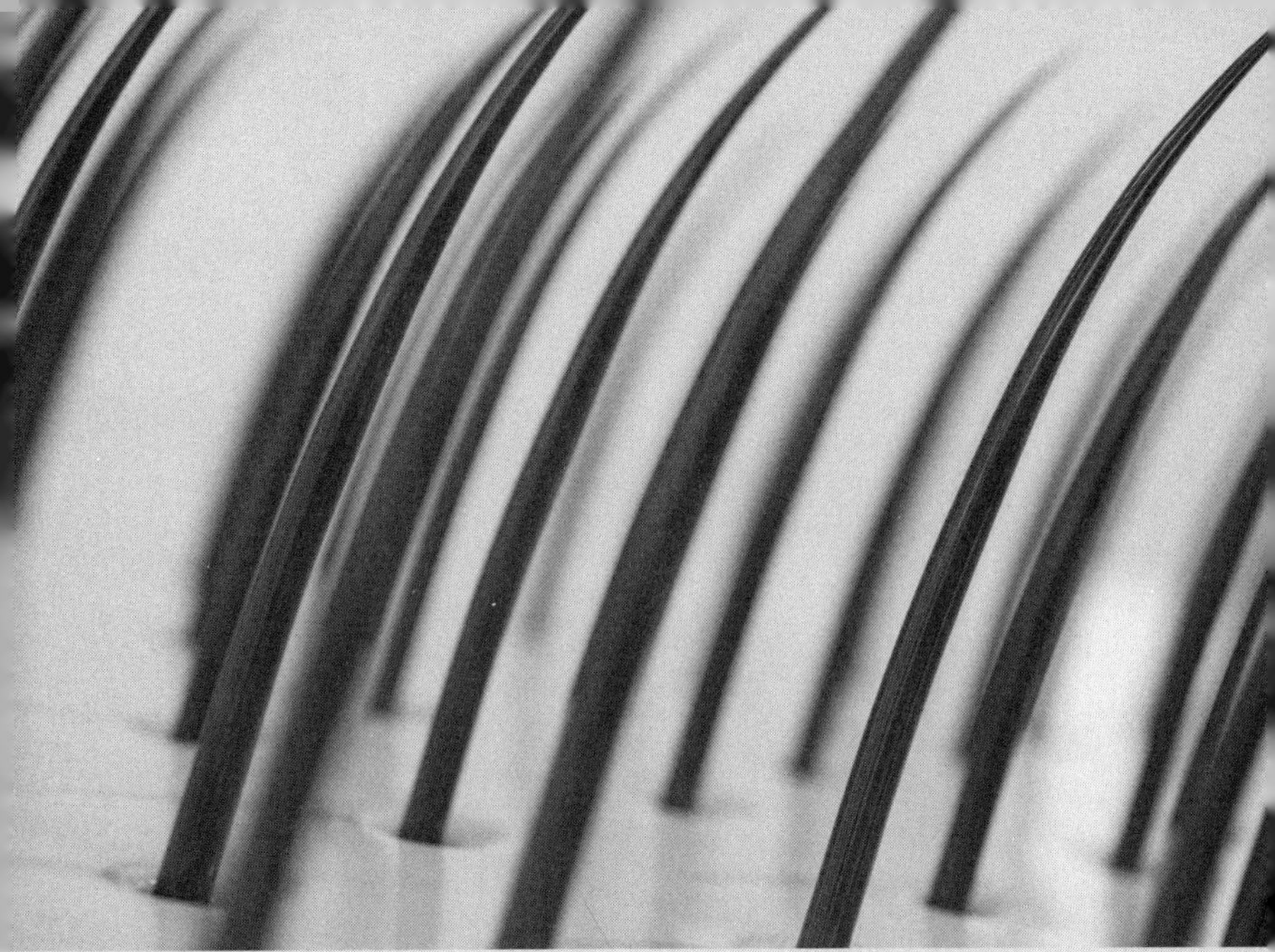

第 5 章

治療と対策の選択肢

日本皮膚科学会のガイドラインにおける推奨度

改めて言うまでもなく、治療方針の最終決定は患者さんが行うものです。医師は、その前提としてインフォームド・コンセントを行い、治療についての客観的な情報を提供します。この客観的な情報源の一つに、学会が作成している診療ガイドラインというものがあります。

日本皮膚科学会から「男性型及び女性型脱毛症診療ガイドライン2017年版」というものが発表されており、それぞれの治療方法に推奨度のランク付けが行われています。推奨度Aは「強く勧める」で、推奨度Bは、「行うよう勧める」です。推奨度CとDは「行わない方がよい」「行うべきでない」となります。このうち、治療法に関する推奨度の上位の順序は次のようになっています。

1. フィナステリド内服：推奨度A（強く勧める）

2. デュタステリド内服：推奨度Ａ（強く勧める）
3. ミノキシジル外用：推奨度Ａ（強く勧める）
4. 自毛植毛術：推奨度Ｂ（行うよう勧める）
5. ＬＥＤおよび低出力レーザー照射：推奨度Ｂ（行うよう勧める）
6. アデノシン外用：推奨度Ｂ（行うよう勧める）

1～4については、ここまでで取り上げましたが、5と6についても簡単に説明しておきましょう。

ＬＥＤおよび低出力レーザー照射は、ＬＥＤや赤外線ＬＥＤ、あるいはレーザーの熱作用で頭皮の血行を良くして、発毛を促す治療法です。低出力のレーザーに発毛を促す性質があることから開発された方法ですが、定期的な通院を要します。

副作用のリスクは低いとされていますが、長期的にわたってレーザーの照射を繰り返した場合の人体への影響については、現時点では分かりません。どのような影響が出るかを確定するためには、一定の歳月を要します。

これは何もレーザー治療に限ったことではなく、新しく登場した薬剤や治療法についても当てはまることです。

前章でも触れましたが、6番のアデノシン外用は、ローション状の薬剤です。薬用化粧品に分類されているので、アデノシンを含んだシャンプーや育毛剤として、ドラッグストアなどで販売されています。入手しやすい反面、効果も限定的です。

薬物療法が推奨度Aになっている背景

さて、薬物療法が揃って推奨度Aになっている背景にはどのような事情があるのでしょうか。推奨の序列によってAGAの治療優先順位を決めるのであれば、植毛手術を受けるよりも薬物療法を選ぶ方が賢明だということになりますが、これまで説明してきたように治療法は薄毛のパターンなどによって使い分けるべきです。

結論を先に言いますと、治療効果という観点からすれば、薬物療法よりも植毛手術のほうがAGA対策としては確実性が高いと言えます。薬を使用しても効果が出ない方が一定数いるのに対し、自毛植毛を行って発毛が見られないことはありません。それにもかかわらず日本皮膚科学会が薬物療法を推奨している背景を説明しておきましょう。

まず治療に関する基本的な考え方に、「身体に侵襲が少ないものから行っていくべきである」という原則があります。むやみに身体にメスを入れないという考え方です。

自毛植毛はあくまで皮膚レベルの処置ですので、身体に大きな負担がかかるわけではありませんが、それでも手術は手術です。飲み薬に比べれば侵襲度は高いのです。薬が効く可能性があるのであれば、まずは薬から使っていく、というのは理にかなった考え方です。

AGAはがんなどと違い、命に関わる病気ではありません。放置しておいても、それによって寿命が短くなることもありません。したがって、侵襲度の高い外科手術は、有効性の高さがあっても推奨度ランクの首位にはなり得ないのです。

しかし、植毛手術が「B」ランクだからといって、「A」ランクの薬物療法よりも劣っているということにはなりません。AGAによって患者さんが受ける心理的なストレスの大きさを考慮すると、個人的には「A」に格上げしてもいいのではないかと思います。

また植毛手術が「B」にランクされているもう一つの背景として、植毛手術に関する学術論文の数が少ないという事情もあります。薬であれば飲んでいる患者さんの数も多く、数千人、数万人と集めて信頼度の高いデータを出すことができますが、自毛植毛の場合それが困難です。

このような事情から、発毛剤に関する論文は豊富にある一方で、自毛植毛に関する論文は少ないのです。

プラセボ（偽薬）と薬剤の差も明らかになっています。「A」ランクの分類は、はっきりとした医学的なエビデンスがあり、しかも、データが十分にあるものに限られています。したがって、データの蓄積という点からすれば、エビデンスが不足している側面があります。それが推奨グレードに反映されているのです。

これらの事情から、自毛植毛手術の現時点では推奨グレードが「B」になっているのです。今後、植毛手術がさらに普及し、同時にAGAにより患者さんが受ける心理的ストレスが考慮されるようになってくると、グレードが格上げされる可能性が高いのではないかと考えます。

現在、植毛手術は「B」グレードに留まっていますが、増毛効果という点からすれば、非常に有効性の高い治療法であると言えると思います。

カツラが脱毛の原因になることも

医療とは直接的には関係のない、カツラによるAGA対策も広く行われています。かぶることですぐに効果のある対策ですが、こちらも万能とは言えません。

カツラの髪の密度は地毛の密度よりも高く作られています。地肌が見えないくらい髪の密度が高いカツラを使っている方も少なくありません。

ひと昔前まで、カツラの質は高いとは言えず、カツラを付けていると何となく不自然な印象がありました。今は飛躍的に質が向上して、本当の頭髪となかなか見分けがつかないものが結構販売されています。しかし別の問題があります。

長期にわたって使用すると、蒸れてしまったりカビが繁殖することにより、かえって脱毛が進むこともあります。それが原因でカツラの使用をやめた患者さんもおられます。

カツラの固定方法はいろいろありますが、シールで皮膚に張り付けるテープタイプのカツラでは、シールを貼ったところは脱毛が起きてしまいます。その結果、テープ貼付部分は完全に髪がなくなる可能性が高くなります。

カツラが外れないように頭皮に強力に張り付ければ、皮膚への負担は大きくなります。テープの形に脱毛が起きてしまう可能性もあります。皮肉なことに、しっかりとカツラを固定すればするほど、皮膚の状態が悪くなって脱毛が起こりやすくなってしまうのです。

クリップタイプのカツラであれば、そこまでの脱毛は起きませんが、やはり既存毛のところにクリップを挟んでいると、その部分はダメージを受けて脱毛します。

これらのことから、カツラを長期間使用するとかえって自毛の脱毛が進んでしまい、どんどん外しにくくなるという負のスパイラルに入ってしまうことがあります。

カツラは使い続けると劣化しますので、数年ごとに買い替えるなど定期的なメンテナンスが必要となります。このことから、ランニングコストが増えることがあります。

カツラの別の問題として、心理面の影響もあります。カツラを使用している人の中には、「カツラは自分の髪ではない」という引け目を感じている方も少なくありません。それが積極的な気持ちを抑制してしまうこともあります。毛髪を自分の身体の一部として自覚することは大切です。

現在のカツラは、風で吹き飛ばされたり、形が崩れることはめったにありませんが、以前はそうした例もありました。風が吹くごとにカツラを気にしていたのでは、気持ちが休まりません。

将来的に期待される髪の毛の培養

ちなみに、現時点では開発途上にありますが、髪の毛の培養は将来的には期待できる方法だと思います。この発想はｉＰＳ細胞が話題になる前からありました。ｉＰＳ細胞がクローズアップされると、開発に拍車がかかりました。

２０２２年11月３日付けの毎日新聞は、「生体外でほぼ１００％毛幹を生み出せる、毛包オルガノイドを作製」というタイトルで、動物実験で髪の毛の培養に成功したことを伝えています。

それによると、横浜国立大学の研究チームは2022年10月、生体外でほぼ100％の高効率で毛幹を生み出せる、毛包オルガノイド『ヘアフォリクロイド』の作製に成功し、マウスを使った実験で、毛包が生着し、毛が生え変わることを確認したということです。ただ、現時点では動物実験であり、実用段階には至っていません。しかし将来的には、培養した髪を移植する時代が来るのではないかと思います。とはいえ、髪の毛の培養が本当に安全かどうかを確認するまでには、長い年月がかかります。また、実用化して最初の頃はかなり高コストの治療となることが予想されます。

マウスの体質と人間の体質は異なるので、安全性の検証には時間を要します。さらにAGAの治療方法ランキングで、推奨度Aになるまでには、もっと時間がかかるでしょう。それはちょうど植毛手術の治療方法ランキングが推奨度Bに留まっているのと同じ理由です。

治療方法の優先順位

原則的に言えば、最優先しなければならない治療法は、なるべく人体への侵襲が少ないものです。しかも費用の負担が少ない治療が理想的です。

こうした観点から、まず薬物療法から始めて、半年から1年くらい経過を観察し、効果が不十分であれば植毛手術へステップアップするのが最良の方法かもしれません。

実際、私は、ほとんどのケースで最初に薬物療法を提案します。というのも、薬物療法は、外科手術とは異なり侵襲が少ないことに加えて、短期的な視点で見れば費用が少なくてすむからです。ただ、すでに述べたように、薬剤では必ずしも顕著な成果があがるとは限りません。

手術になると体にメスを入れたり麻酔をします。しかも費用が高くなります。いきなり手術に踏み切るよりは、まずは薬で発毛する可能性に賭けてから、手術が必要かどうかを判断するのが賢明です。

薬物療法を皮切りに、いろいろな治療法を試み、最後に植毛手術に踏み切った患者さんも結構おられます。こうした患者さんの中には、「最初から植毛手術を受けておくべきだった」という方もいらっしゃいます。

最も大事なのは、患者さんが自分の受ける治療に納得して、後悔しないことです。

植毛手術と薬物療法、どちらが経済的か?

薬物療法と自毛植毛、どちらか片方しか行わないとしたら、どちらがより経済的でしょうか。これは短期的に見れば薬、長期的に見れば植毛手術に軍配が上がります。

薬が効いて内服を続けた場合、薬代は年間で5~10万円くらいになります。そうすると10年で50~100万円の負担になってしまいます。薬はやめると効果が消失しますので、さらなる長期で内服する場合はさらに金額は上がります。

患者さんによっては「70歳になったら髪の毛はもういいので、薬をやめる」という人もいますが、長期的には薬代が高額になることに変わりはありません。

いずれにしても、薬物療法を選ぶ場合は、薬代を試算してみることをお勧めします。ちなみに植毛手術に要する費用は、だいたい数十万から百数十万円くらいの範囲です。手術を複数回にわたって受ける方は、それなりに高額な治療にはなります。

いずれにしても治療を選択する際には、医師とよく話し合うことが大事です。医師は、それぞれの治療法のメリットとデメリットを患者さんに十分に伝える義務があります。治療の安全性を最優先して、最終的な判断は患者さんが下すべきでしょう。

美意識に年齢差はない

頭髪は人間の印象を決める大切な要素の一つです。

若い世代だけではなく、40代50代の働き盛りの世代でも、髪の毛がないと自分が老けたように見えると感じる人が多いようです。また高齢になっても、頭髪に神経を使う方もいらっしゃいます。髪の毛の美容的な意味合いは、年齢を問わず無視できない問題のようです。

ある時、私は70代で手術をされた方に、植毛手術を受けた動機を聞いたことがあります。その方は、次のような話をされました。

「鏡に自分の顔を映した時、老け込んだように感じた。これでは商談の時に弱々しく見られてしまい、仕事に支障を来たしかねない」と。

私の印象では、会社を経営されている方や、「まだまだ自分は第一線で活躍するのだ」というバイタリティーに満ちた方に、こうした感覚に悩んでおられる事例が多いようです。まだまだ自分は現役だという自負はあるが、その一方でＡＧＡが心理的にそれを妨害しているのです。

悩まれるようであれば、まずは一度、専門のクリニックに相談してみることをお勧めします。

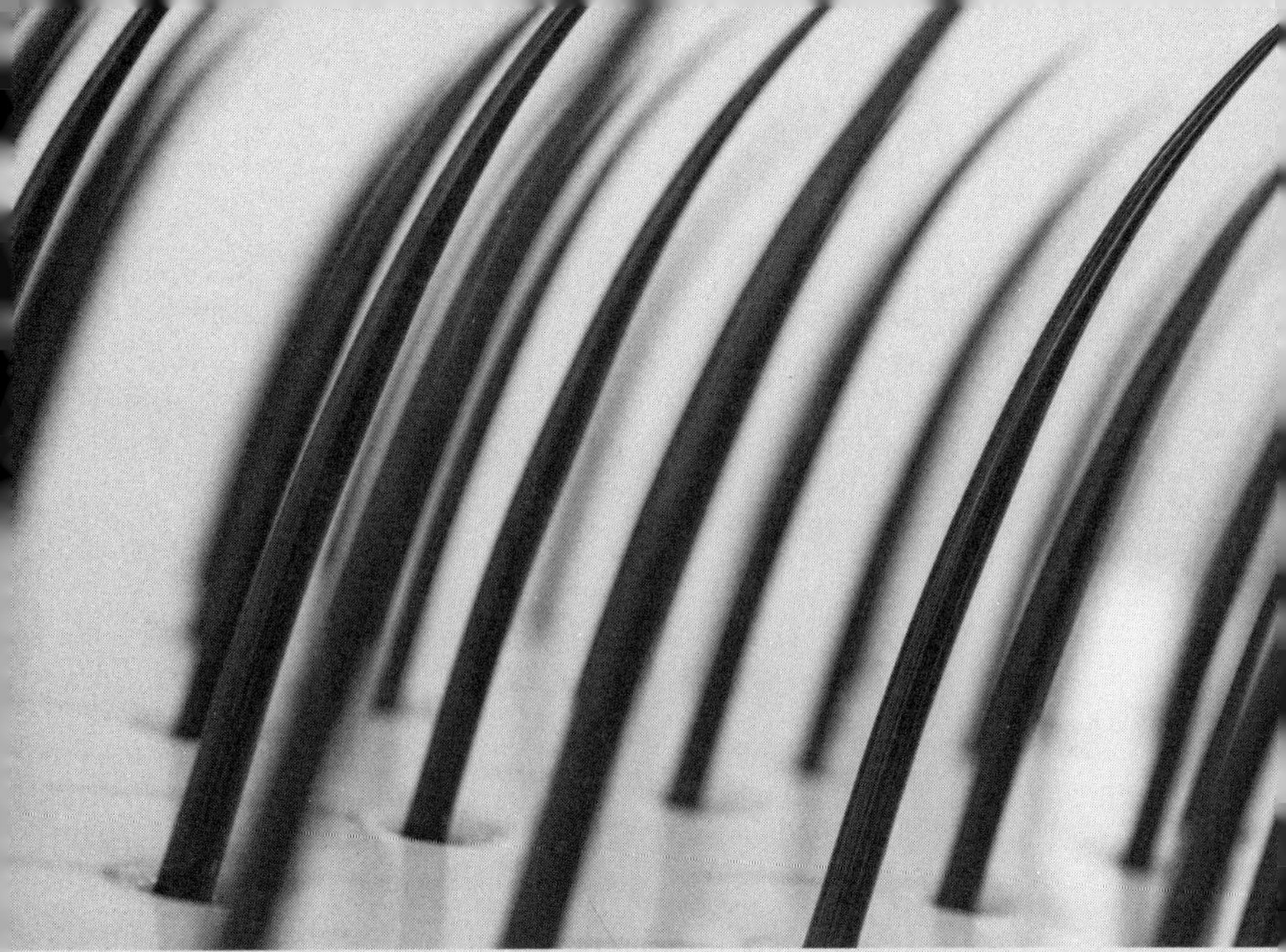

第 6 章

〈症例〉

「自毛植毛」で、もっと人生をエンジョイする！

本章では、実際に自毛植毛の手術を受けた患者さんの実例を紹介しています。自毛植毛の適用となったケースの中には、ＡＧＡの他に、眉毛やヒゲの脱毛、外科手術で生じた傷痕などを対象とした植毛の例も含まれています。実際にはＡＧＡのために手術を受けられる方が最も多いのですが、ここではさまざまな症例を幅広く紹介します。この章を読まれると、自毛植毛の適応範囲の幅広さを理解することができると思います。

自毛植毛の方法は、すでに第2章で紹介したように、ＦＵＴ法とＦＵＥ法があります。ＦＵＴ法とは、いったん頭皮を帯状に切除した後、それを毛根単位に株分けし、移植する方法です。一方、ＦＵＥ法は、先端に筒状の刃が付いたボールペンのような細いドリルを頭皮に差し込んで、直接頭皮から毛根をくり抜いて株を作り、それを移植する方法です。

これもすでに述べたことですが、これら二つの方法に優劣はありません。状況に応じて使い分けます。

繰り返しになりますが、植毛した後は、メンテナンスの必要はありません。カツラではなく自分の毛ですから、隠す必要もありません。この点は、手術を受けた方々が共通して口にされる実感です。自毛植毛以外の方法は、次々とメンテナンスが発生します。

髪の毛には、人それぞれにいろいろな思いがあります。はじめて相談に来た時は、うつむき加減の患者さんも、髪の毛を取り戻すと元気になるものです。脱毛は、仕事や恋愛など想像以上にさまざまな面に影響を及ぼしています。

以下、個々のケースを紹介しましょう。

2度の手術でほぼAGAを克服

20代・男性（FUT法）

まず、若い方のケースをご紹介しましょう。写真は、手術から10か月後と1年後に撮らせていただいたものです。

頭部のM字の部分がちょっと薄くなってきたので、何か対策はないかということでご相談に見えました。髪が薄くなってきたと感じた時から周囲の目を気にして、髪型も薄いところを隠すスタイルになっていたそうです。

10人の患者さんのうち7人くらいは、生え際かM字の部分の移植です。M字型に脱毛が

ビフォー

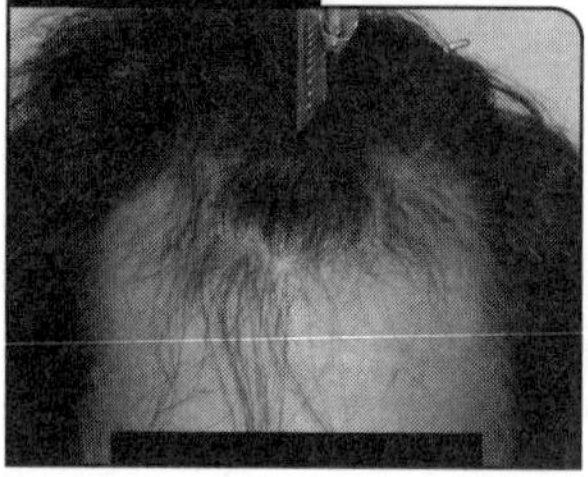

アフター1

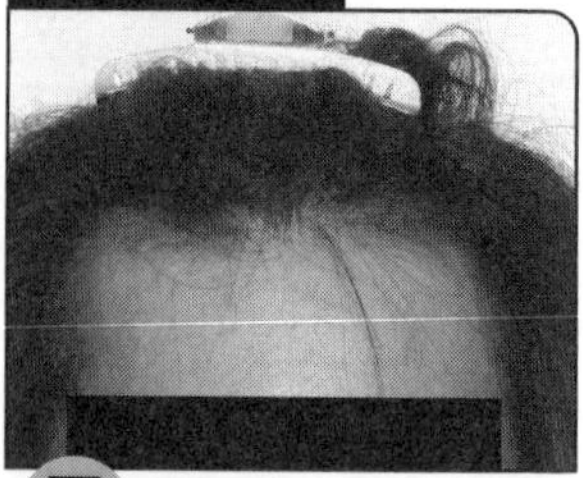

1回目：10か月後

アフター2

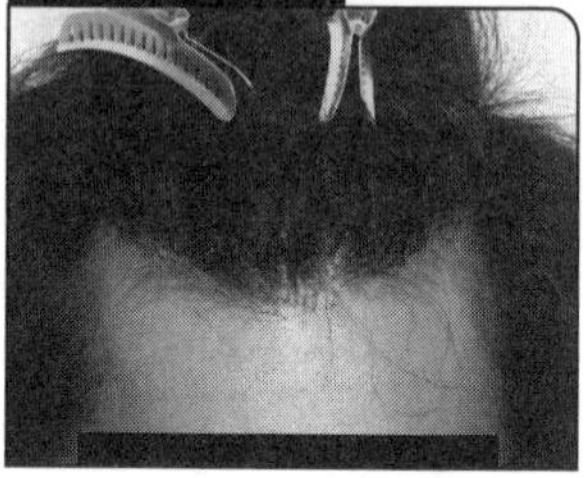

2回目：1年後

施術箇所：前頭部

移植株数：1回目：1658株

：2回目：1950株

進んでくると、若い方は特に気になることが多いようです。

白人の中には、頭蓋骨の形が日本人と微妙に異なるので、M字が進んで、かえって見栄えが良くなる人もいますが、日本人は頭蓋骨が扁平なので、M字が現れてくると、とても気に病む方がいます。

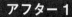

初めて来院された時は、ほとんど髪の毛のない状態でした。

既存毛がある部分への移植であれば、出来上がりは「既存毛＋移植毛」で1回の手術で良い密度が実現できることが多いのですが、無毛部への移植だと「移植毛のみ」の仕上がりとなります。そのために1回目の手術では、髪の正常密度の4～5割くらいに戻すのが上限でした。

それでもかなり見た目は良くなりますが、ヘアスタイルに制限がないレベルにするためにはもう少し欲しい、と希望されたため、2回目の植毛手術をしました。1回目の株数は約1650株で、2回目は2000株弱でした。

同じレベルの脱毛度の人の中には、1回の手術で満足される方もずいぶんおられますが、髪の毛の分け目を付けるなど、ヘアスタイルの制限をなくすためには、40～50％の毛密度では足りません。2回目の手術を行えば、100％と言わないまでも、80％くらいの密度になります。

幸いにこの方の場合は、移植した髪が太いので、外見でほぼ完璧にAGAを克服したように見えます。

1回に移植できる株数には限界があります。1センチ四方にどのくらいの毛株があるのかで採取できる株数は決まります。詰め込もうと思えば詰め込めないことはありませんが、あまり密度を高くしすぎると血流に障害が起きて、脱落する可能性があります。

術後は髪型も自由に決められるようになり、周りの目も気にならなくなったのではないでしょうか。

カツラの人工毛から自毛へ。帽子をかぶることから解放された

50代・男性（FUT法）

この方は、手術を受けたのが50代の半ばで、それからすでに20年近くが過ぎています。長年にわたってカツラの一種であるヘアピースを付けて仕事をされていました。

しかし、ヘアピースはどうしても蒸れる上に、水泳をしたり、お風呂に入る時に取れてしまったらどうしようという不安があります。また、脱毛部分を隠しているという心理的な負担もあります。

日本ではカツラを使う方が多数を占めますが、ランニングコストが結構かかります。カツラの人工毛は2~3年で摩耗してしまいます。するとまた新しいカツラを作ろうという話になります。さらに予備のものも用意しないと駄目という成り行きになり、複数のカツ

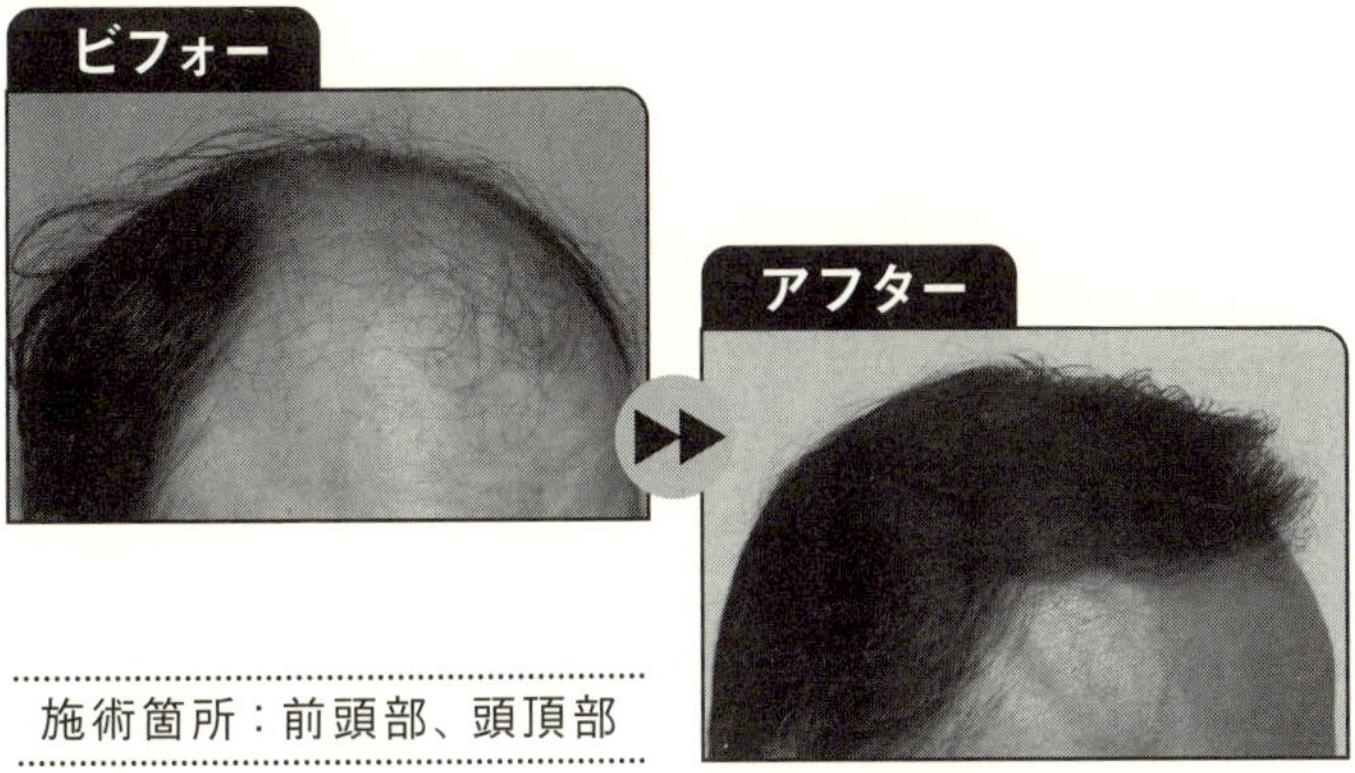

施術箇所：前頭部、頭頂部
移植株数：1回目：3058株

1回目：1年後

ラを併用せざるを得なくなることもあります。

カツラは、メガネと同じで、途中で使用を中止するわけにはいきません。ずっと続けなければなりません。だから外すタイミングが難しいのです。

この方もだいぶ長い間カツラを使ってこられましたが、カツラを自分の毛に置き替えることができるのであれば、ということで思い切って植毛を試されたわけです。

植毛であれば、自分の髪の毛を材料として使うので、１００％元通りの髪密度にするのは難しいとしても、自分の毛に置き替えることができます。

カツラの方は特に長期間使用していると、

既存毛が脱毛を起こしてしまい無毛部になっているケースが多く、手術を2回受ける方が比較的多いのですが、この方は1回で満足されました。移植した株数は約3000株です。

手術後は、後頭部のドナー採取部の突っ張るような感じがなかなか取れなかったそうですが、10か月くらいで正常になったとのことです。以前は、カツラを付けない時は帽子をかぶっていたそうですが、そのわずらわしさからも解放されました。今は自毛でヘアセットをされて外出し、快適に過ごされておられます。

脳腫瘍の外科手術の傷痕に植毛することもできる

40代・男性（FUE法）

この症例は少し特殊なケースです。髄膜腫という脳腫瘍になって脳外科手術を受け、その傷痕が気になって植毛手術に踏み切られました。

腫瘍は全摘して完治、全く後遺症もありませんが、とにかく脱毛箇所が気になって仕方がないということで植毛手術を受けられました。髪の毛が薄くなったわけではなく、傷の

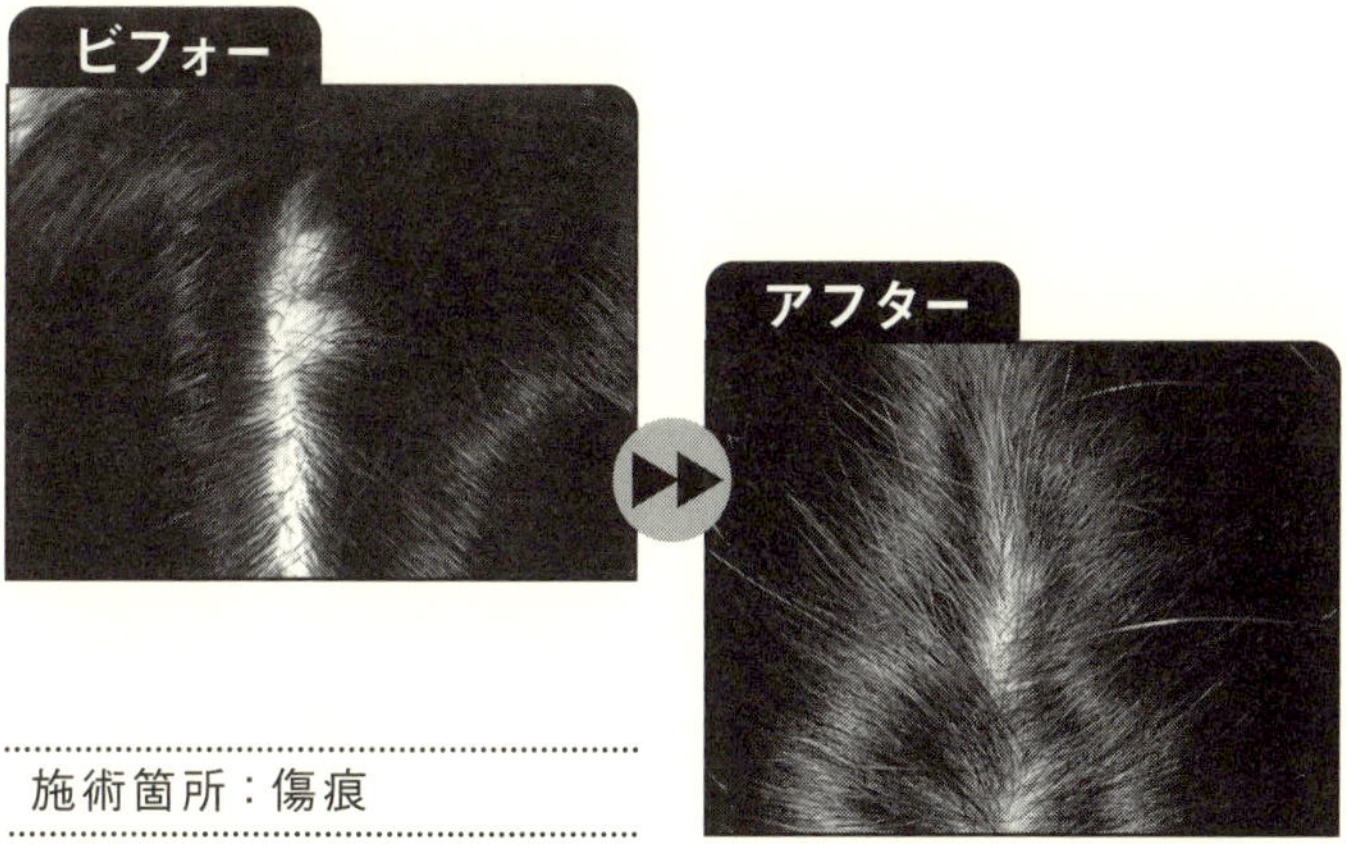

施術箇所：傷痕

移植株数：1回目：450株

1回目：10か月後

痕が無毛になってしまい、そこが気になったということです。

若干髪の分け目に皮膚が見えますが、術前に比べると、かなり目立ちにくくなっています。

この患者さんの例に見られるように傷痕に毛を植えることも可能です。もちろん外科手術の痕だけではなく、事故による傷痕や火傷などの傷痕にも適用できます。

その後、この患者さんは、定期診察で手術した大学病院の脳外科に行きました。すると傷の状態を確認した担当医がびっくりしたそうです。医師ですら植毛移植についてはよく知らないわけですから、一般の人々が植毛について詳しく知るすべもありません。

このように植毛手術については、まだよく認知されていないのが実情です。ＡＧＡの方は、いろいろと悩んだあげく育毛剤を試すなど、一生懸命に解決策を探し、その中で植毛にたどり着く可能性がありますが、火傷や手術の傷痕の悩みのある方は、最初から諦めている方が結構おられるようです。

繰り返しになりますが、自毛植毛は、ＡＧＡだけではなく、手術や事故で生じた脱毛に対しても適用できるケースがあります。傷を隠すために非常に有効な治療法です。

植毛は、世界的には広く普及している医療技術ですが、日本での普及はまだまだ、といったところがあります。確かに20年以上前と比べると認知度も上がってきてはいますが、依然としてマイナーな領域です。もっと一般的に知られるように、私たちも努めていきたいと思っています。

女性の眉毛に植毛。形も自然でキレイに

30代・女性（FUT法）

女性の自毛植毛のケースは珍しくありませんが、この方の場合は、眉毛に植毛した例です。美容関係のお仕事をされている方で、もともと眉毛が薄いのが悩みの種だったそうです。しかも、眉尻に左右で多少濃淡の差があります。

そこでアートメイクといって、ちょっと色を付けたり色素を植え付けてぼかしていました。しかし、アートメイクは、だんだん薄くなるので、繰り返し行う必要があります。自毛植毛をすれば、それが不要になるということで、ご相談にいらしたのです。

眉毛についてもかなり多様な要望があります。交通事故で眉毛を欠損したとか、ちゃんと左右対称にしたいとか、あるいはもう少し眉毛を太くしたいとか、さらには顔付きが鋭くなるように、「へ」の字にしたいとか、いろいろな要望があります。

ただ眉毛と頭髪は、若干性質が異なります。そのために移植する株を小さくして細工し

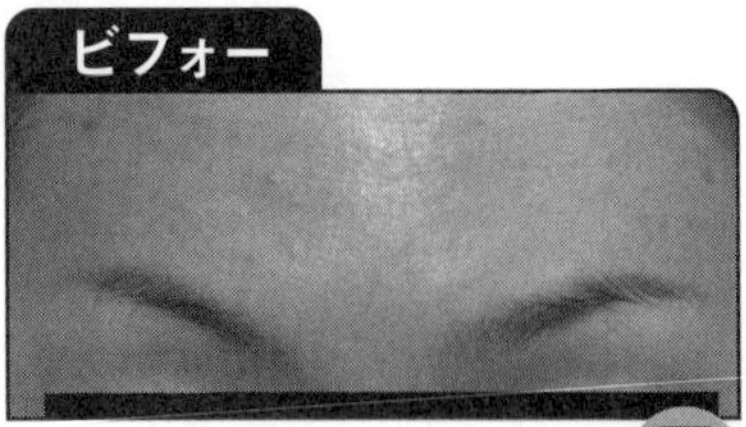

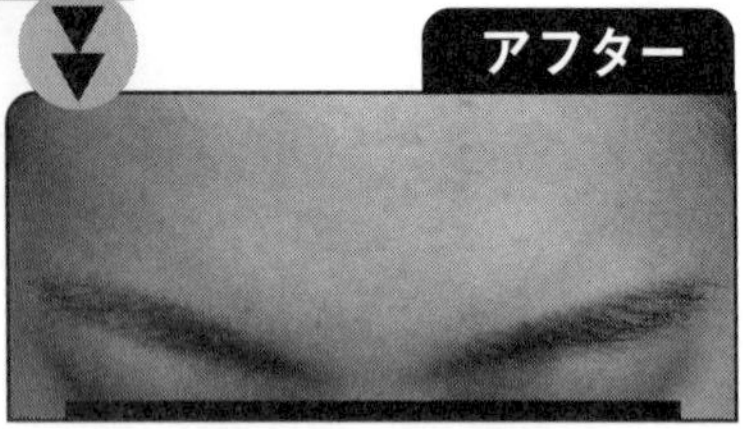

施術箇所：眉毛
移植株数：1回目：300株

1回目：9か月後

たり、スリットを作成する角度を調整するなど、技術的に少し難しい面はあります。

　この患者さんの場合、手術後、多少傷がじんじんしたそうですが、痛むほどではなかったそうです。

　眉毛が消える心配や描く手間がなくなり、ご自分の毛でできた立体感のある眉毛は、眉毛タトゥーでは決して手に入らない植毛ならではのものです。

「ヒゲ」を植毛。もみあげ風にすることも可能

20代・男性（FUT法）

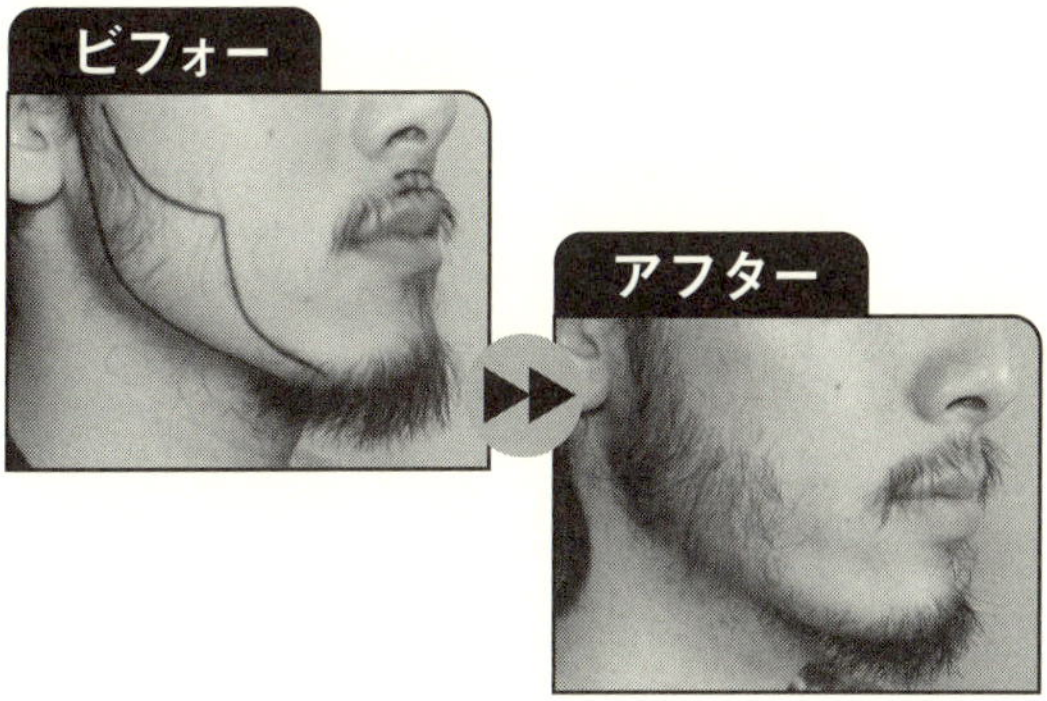

1回目：4か月後

施術箇所：ヒゲ

移植株数：1回目：1350株

この方はヒゲを植毛したいと来院しました。口ヒゲの正中部が欠落して、真ん中がなかったケースです。バランスが気になるので両方をつないでほしいというご要望でした。

さらに正中部だけではなく、ヒゲを「もみあげ」につなぎました。ヒゲと頭髪は性質が近いので、植毛後に毛もよく伸びます。この方は、手術を3回受けられました。

1回目が終わって満足し、さらに2回目3回目と施術を重ねる人もかなりいます。やはり1回目が終わると、欲が出てきて次々と要

望が拡大するのでしょう。

ヒゲを脱毛した後に、あまりにもツルツルになってしまったから、もう一回生やしたいと言って、相談しにくる方もいらっしゃいます。

いろいろな脱毛対策の末に、植毛で満足の結果に

40代・男性（FUT法）

この方は、自分でもいろいろな脱毛対策を試してきましたが、なかなか満足できなかったので、自毛植毛に踏み切った例です（次ページの写真参照）。1回の手術で満足のいく出来栄えになり、手術翌日からは痛みや顔の腫れもなく、普通に過ごしていただきました。

約半年の間は、やはり術後の心配をされて、「どうなるのだろう」と不安があったそうですが、10か月後くらいから鏡で見ても違いが分かるようになりました。

自毛植毛によって、気持ちも大変前向きになっていったようです。

自分の毛ですから、メンテナンスが必要ない、隠す必要もない、そのあたりが共通して

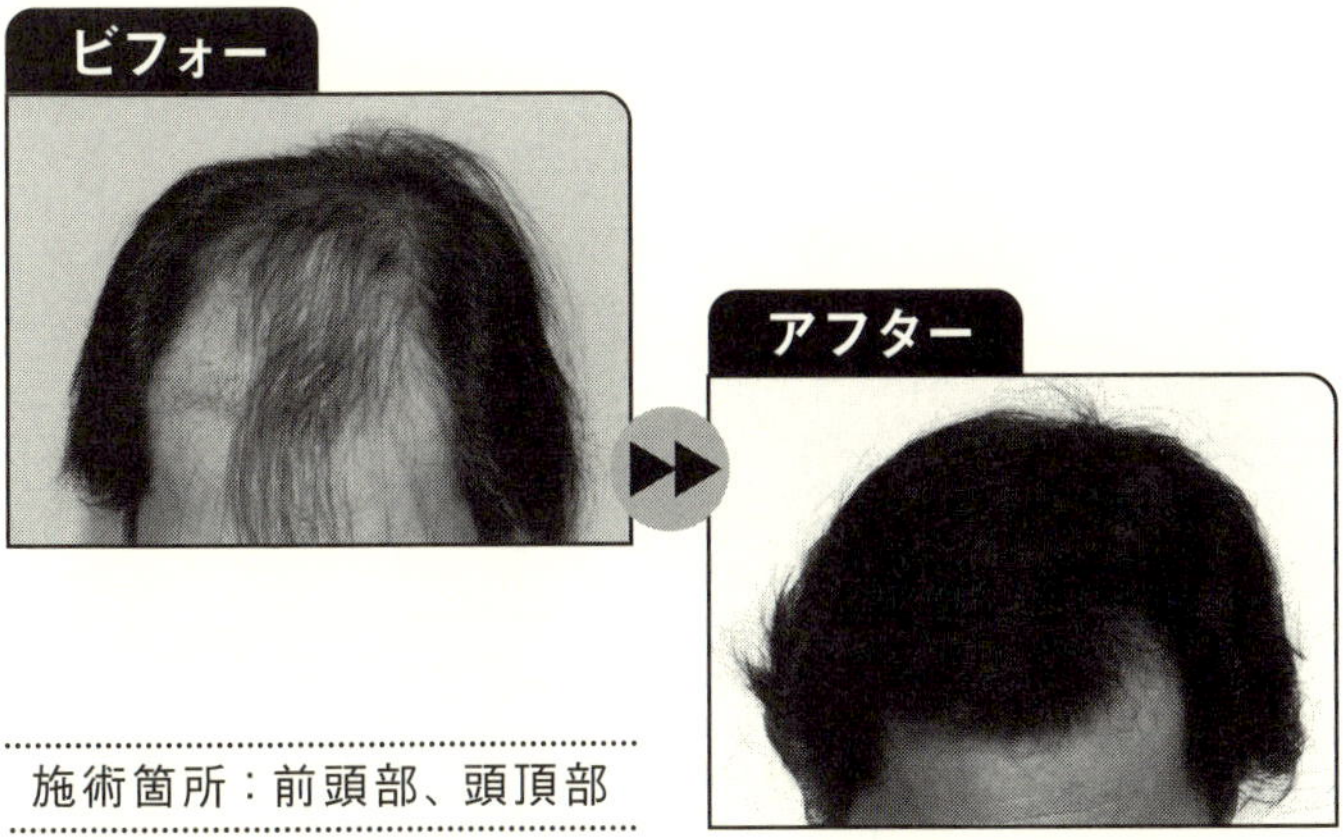

施術箇所：前頭部、頭頂部
移植株数：1回目：2376株

1回目：1年後

喜ばれる点です。育毛剤でも何でも、他の方法だと、どうしてもメンテナンスが必要になってきます。

前頭部植毛のメリット
60代・男性（FUT法）

床屋さんのオーナーで理容師の方が来院されました。

毎日、髪をカットする仕事ですから、お客さまとの会話の中で脱毛やAGAについての話題もよく出るそうです。当然、「なにかいい方法ありませんか」といった質問を受けることもあるとのこと。

ビフォー

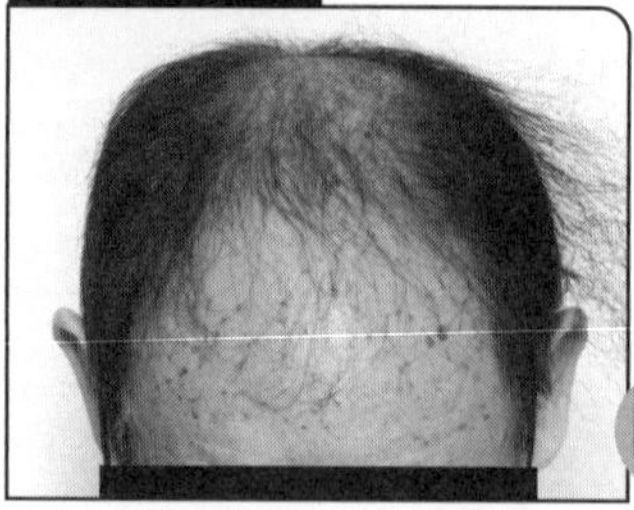

アフター

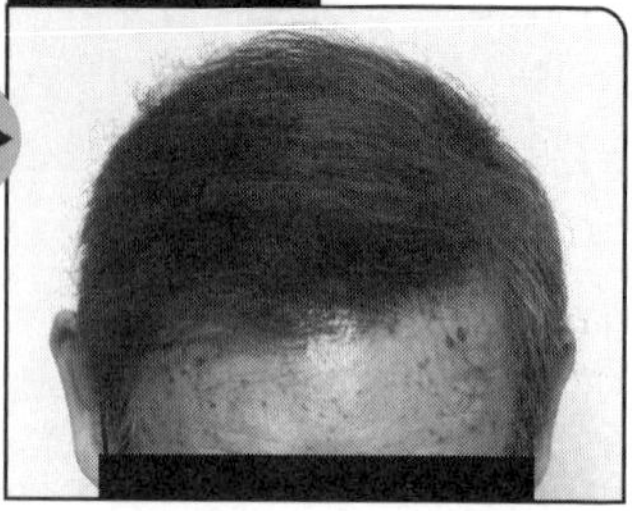

施術箇所：前頭部、頭頂部

移植株数：1回目：2682株

1回目：1年後

この方は、たまたま自分がＡＧＡだったので、まず自分が植毛を試してみようという気持ちになり、手術に踏み切った経緯がありました。髪がないと、実年齢よりも老けて見られるのが一番嫌だと言われていました。

確かに髪の毛の有無で、顔の印象はだいぶ違ってきます。

この理容師さんの場合、手術回数は１回です。おおよそ２６００株を植えました。

手術では、頭部の前方を中心に移植を行い、後ろは少なくしました。そうすると正面から見た時、頭全体が濃く見えます。植毛は、カツラとは違って、限られた材料をどう配分するかが重要なポイントになります。同じ髪密度で満遍なく植えても、あまり効果はあがりません。

もし頭頂部まで高い密度でカバーするとなると、2回以上の手術を行い、4000株くらい移植する必要がありますが、前頭部のみをカバーするなら今回のケースのように1回の手術で満足いく結果を出すことが可能です。

人間の顔は、前頭部が薄くなると老けて見えやすくなります。写真で手術の「ビフォー・アフター」を確認すると、それがよく分かります。前頭部の髪が薄いと、どうしても老けて見えます。逆に前頭部に十分に植毛すると顔立ちがはっきりします。

このあたりの見極めは、医師としての経験と技術による部分が大きいと言えます。

子どものことを思って自毛植毛を決断

40代・男性（FUT法）

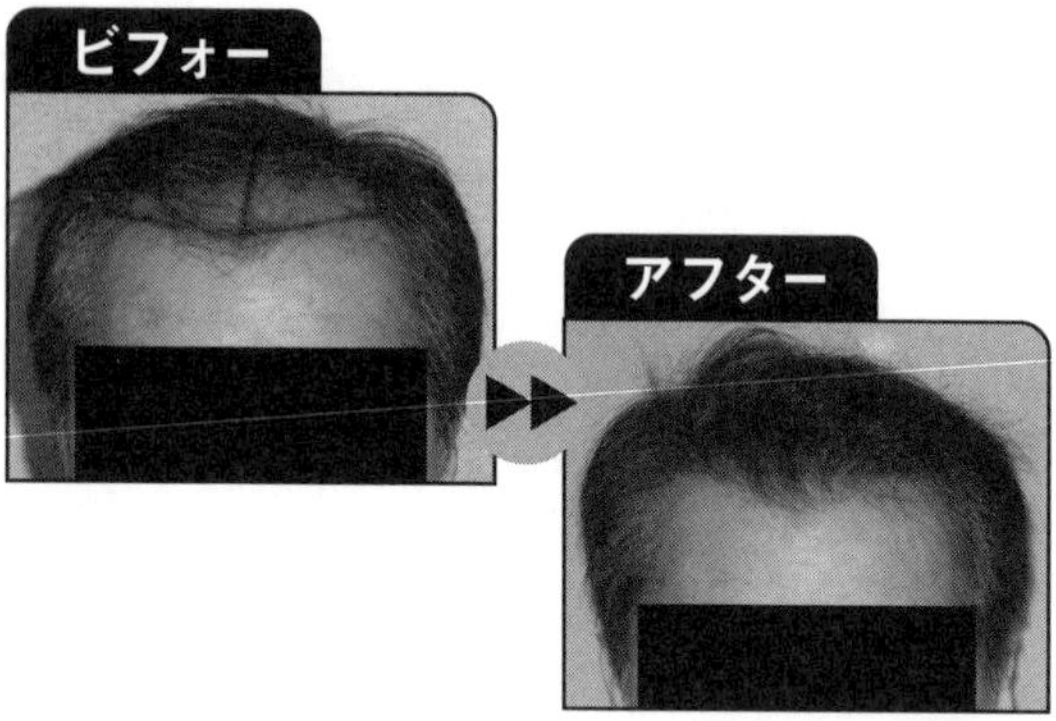

1回目：1年後

施術箇所：前頭部

移植株数：1回目：1740株

この方も理容師さんで、お客さまからいろいろな悩みや相談を受けるそうです。自分でも薄くなってきたのが気になって、初めは次々と育毛剤を試してみたけれど、あまりいいものには出会えなかったとのことでした。

そのうちに「自毛植毛」という方法があるのを知り、自分と同じ悩みを持っている人が周りに大勢いることもあって、「本当に濃くなるのであれば自分で試してみよう」ということで来院されました。

本人は、「親の髪の毛が薄いと、子どもが

友だちからそれを指摘されることがある。それは子どものためにもよくないのではないか」と話されていました。

手術の回数は2回です。写真は1回目の手術後のものです。その後、もともとあった髪の脱毛が進行したので、2回目の手術をお受けになりました。2回目は主に頭頂部を中心に移植しました。

AGAは年齢と共に進行していきます。10年も過ぎると、移植した毛は残っても以前あった毛が薄くなってくる傾向があります。これを予防するにはAGA治療薬を併用することがお勧めです。

髪型を富士額にデザイン。気持ちが明るく前向きに

40代・男性（FUT法）

「前頭の中央部の生え際が薄くなってきたので何とかできないか」という相談で来院されました。お悩みの典型的なケースと言えるでしょう。

ビフォー

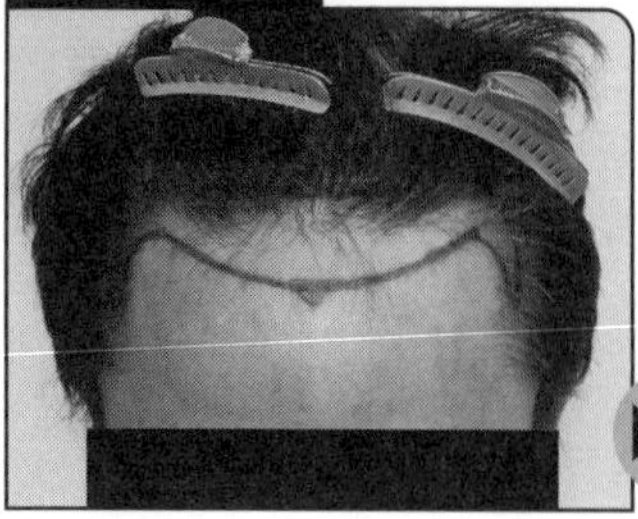

アフター

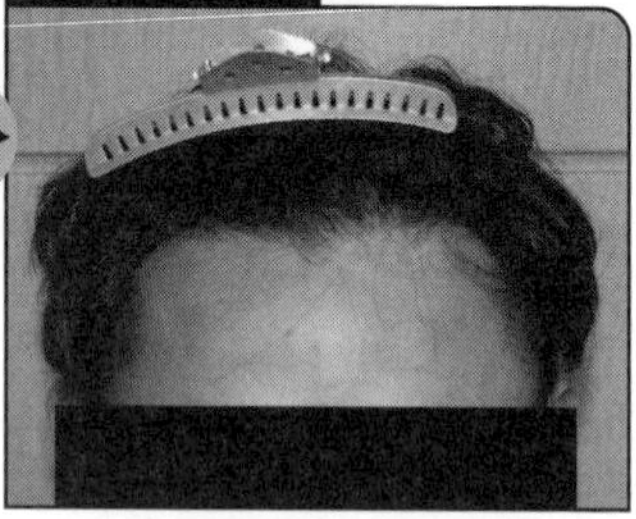

施術箇所：前頭部

移植株数：2回目：1550株

2回目：1年後

ヘアラインのデザインにこだわりのある方で、富士額にしたいなど、いろいろなご要望がありました。ご希望通りにデザインして移植しました。

この方は1回目の手術を行ったあとで、「富士額をもう少し自分のイメージ通りにしたい」という要望があって、2回目を行い、満足していただきました。

このように、可能な限りオーダーメイドにできるというのが自毛植毛の強みであり魅力です。この方も、気に入ったヘアスタイルになって、気持ちが明るく前向きになって、ワクワクするとおっしゃっていました。

髪の毛の悩みは仕事や恋愛などに関係して

いるためか、みなさん、初めてお見えになる時はうつむき加減の方が多いのですが、ただ髪の毛が生えるだけでも、とても元気になる方が多いという印象を受けます。

おわりに

このたびは、本書を手に取っていただき誠にありがとうございます。

本書では、薄毛とその治療というテーマで、特に「自毛植毛」という治療法をメインに読者の皆様にご紹介してきました。本文中にも触れている通り、自毛植毛には半世紀以上の長い歴史と実績があるにもかかわらず、我が国においては多くの方々にとってはまだ馴染みが薄く、未知の領域に留まってしまっているのが現在の状況かと思います。

そこには「手術である」という心理面のハードルや、1回の手術が高額になることが多いという経済面のハードルといったものの影響もあるかと思います。また中には、「気になってはいるけど、いきなりカウンセリングに行くのは抵抗がある」といって躊躇されている方もいらっしゃるかと思います。

そのような方の多くは、まずインターネット上で情報収集されることが多いのですが、インターネット上の情報は玉石混交で、中には誤った情報や、意図的にミスリードさせようとするようなものもあります。

そのような中で、私は、2025年現在の薄毛治療としてエビデンスに基づき、信頼できる情報を届けようという意図をもって本書を執筆しました。

本書の中では、手術に至るまでのステップや、手術当日の流れをなるべく具体的に、イメージしやすいように執筆しました。手術を検討されている方は、ご自分のことと置き換えて読んでいただき、不安を減らしていただければと思います。

薄毛というのは、性別を問わず、古今東西万国共通の悩みです。古代ギリシャで活躍した医師で、科学に基づく医学の基礎を作ったことで「医学の祖」と称されるヒポクラテスも、薄毛に悩んだ一人だったようです。

ヒポクラテスが著した医学書の中には薄毛に対する治療法が記されています。その内容は「鳩の糞を頭皮に塗る」というもので、効果のほどははっきりしませんが、少なくとも「今から2000年以上前のギリシャにおいて、薄毛治療というのは医学書に載せる価値があるほど社会的関心の高いものであった」ということは言えそうです。

ヒポクラテスの時代から、数多くの医師が薄毛治療を試みてきましたが、しっかりと医学的に効果がある、と言える結果が出たのはようやくこの数十年のことです。そういう意味では、現代において薄毛に悩む我々は、これまで悩んできた祖先に比べれば、まだ恵まれた時代に生きていると言えるのかもしれません。

現代においては、薬や自毛植毛術を駆使して適切に治療を行えば、薄毛によるストレスを減らして生きていける可能性があります。中にはもちろん、「いや、自分は別に薄毛でも気にしていないよ」という方もいらっしゃるでしょうし、そのような方は治療する必要がありません。

しかし、一方では「やっぱりないよりあった方が……」と思われる方も多くいらっしゃいます。そのような方に、治療の選択肢がある、という情報を届けたいと私は考えています。

本書を終えるにあたり、薄毛と自毛植毛というテーマについての深い理解が少しでも読者の皆様に届いたのであれば、これ以上の喜びはありません。髪に対する悩みは、見た目だけでなく心にも大きな影響を与えるものです。本書を通じて、その悩みを解消し、新たな自信を手に入れるための一助となれば幸いです。

2025年3月

中島陽太

薄毛《うすげ》の治《なお》し方《かた》

2025年 4月30日　初版第1刷

著　者――――――――中島陽太《なかじまようた》
発行者――――――――松島一樹
発行所――――――――現代書林
〒162-0053　東京都新宿区原町3-61　桂ビル
TEL／代表　03(3205)8384
振替00140-7-42905
http://www.gendaishorin.co.jp/

ブックデザイン＋DTP――吉崎広明（ベルソグラフィック）
イラスト――――――――村野千草

印刷・製本：㈱シナノパブリッシングプレス
乱丁・落丁本はお取り替えいたします。
定価はカバーに表示してあります。

ISBN978-4-7745-2035-3 C0047